撮影準備	0
頭部・頸部	1
胸部・腹部	2
骨盤	3
脊椎	4
上肢関節	5
下肢関節	6

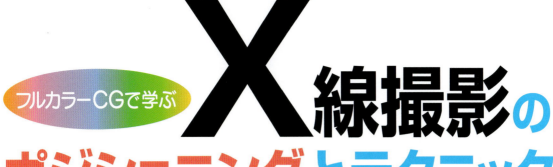

X線撮影のポジショニングとテクニック

フルカラーCGで学ぶ

Radiographic Positioning and Techniques with Full-color Computer Graphics

監修 **神島　保** 北海道大学 大学院保健科学研究院 医用生体理工学分野 教授
著者 **杉森博行** 北海道大学 大学院保健科学研究院 医用生体理工学分野 講師

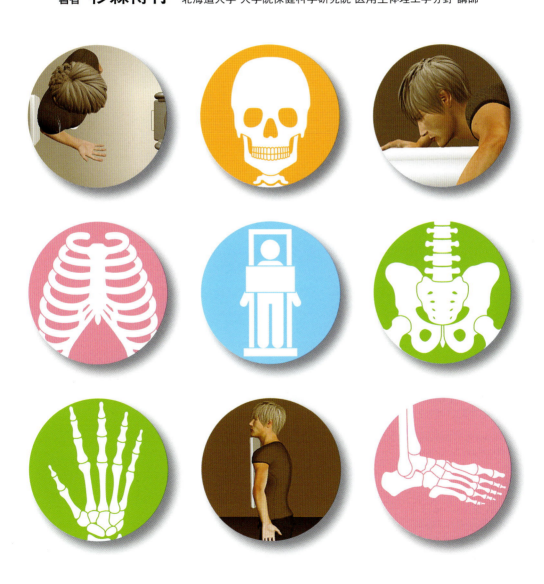

MEDICAL VIEW

本書では，厳密な指示・副作用・投薬スケジュール等について記載されていますが，これらは変更される可能性があります．本書で言及されている薬品については，製品に添付されている製造者による情報を十分にご参照ください．

Radiographic Positioning and Techniques with Full-color Computer Graphics
(ISBN 978-4-7583-1907-2 C3047)

Editor: Tamotsu Kamishima
Author: Hiroyuki Sugimori

2018. 1.10   1st ed

©MEDICAL VIEW, 2018
Printed and Bound in Japan

Medical View Co., Ltd.
2-30 Ichigayahonmuracho, Shinjyukuku, Tokyo, 162-0845, Japan
E-mail   ed@medicalview.co.jp

監修の序

「技師さんに親切にしていただいた」これは，診療放射線技師の志望動機として学生によく語られる言葉である。確かに病気や怪我で不安になっている時に専門的な知識や技術をもって親切・丁寧に対処してくれる存在は非常に心強く，印象に残るものである。自分の経験でも自身が患者となる場合や患児の親として検査に立ち会うたびにこの思いを強くする。これには，診療放射線技師がX線という両刃の剣を扱うことも深く関係があると考える。

診療放射線技師を志す学生が効率よく確かな技術を身につけるために，適切な教科書が役立つことは明白である。しかしながら，この本の著者である杉森博行先生がX線撮影に関する講義をご担当された際に，理想的な教科書が存在しないことに気付き，学生の理解の助けとなるような教材の作成を企画された。これが本書上梓のきっかけとなった。

杉森先生は北海道大学医療技術短期大学部をご卒業後，旭川医科大学病院や北海道大学病院で診療放射線技師として研鑽を積まれ，豊富な臨床経験を有するとともに，社会人大学院生を経て北海道大学大学院保健科学院で博士を取得された。ご専門はMRIである。現在では北海道大学医学部保健学科や北海道大学大学院保健科学院で教鞭をとる傍ら，診療放射線技師としての社会的な活動にも尽力されている。

激務の中にあって，杉森先生が本書の執筆を決意されたことは，ひとえに学生教育に対する思いの強さによるものである。北海道大学医学部保健学科放射線技術科学専攻では4年生になると病院実習として，札幌市内の複数の施設にお世話になりながら学生に臨床現場を体験させている。この病院実習の実務的な責任者が杉森先生であり，昨今は，病院実習に参加する学生の予備知識の充実が求められているため，大学での座学や実習・演習において実践的な技術や知識の習得が必要となる。このような状況の中で杉森先生の超人的な努力の末に本書が生まれた。

本書は一項目・原則として1～2ページの構成で，フルカラーCGにより視覚的に正しいポジショニングが即座に理解できるように工夫されている。撮影対象となる解剖学的部位として，頭部・頸部，胸部・腹部，骨盤，脊椎，上肢関節，下肢関節の主要な撮影法がカバーされている。加えて，より良い撮像となるようなコツや背景知識が短いコメントとして記載されている。あたかも被検者を前に，熟練した先輩から指導を受けながら撮影法の手ほどきを受けているようである。また，0章として装置に関する説明もあり，初学者の理解の助けになると思われる。

適切なX線写真は技師間のみならず，医師と技師の不断の，かつ良質のコミュニケーションから生まれるものである。その意味で，杉森先生がこれまで培ってこられた様々な知識や技術のエッセンスが本書には満載されており，熟練した技師に対しても新たな情報を提供しうると考える。また，初学者の指導に際しても好適な教科書となったことを確信している。

本書が診療放射線技師を志す多くの学生，大学や病院における指導的立場にある多くの方々にご活用いただき，確かな知識や技術に裏付けられたX線撮影が全国の病院・施設で行われ，「技師さんに親切にしていただいた」と多くの方に感じていただけることを願ってやまない。

2017年12月

北海道大学 大学院保健科学研究院 医用生体理工学分野

神島　保

序

　ヴィルヘルム・レントゲン博士が1895年にX線の発見を報告してから100年以上が経過したが，人体に対するX線撮影についてさかのぼると，誰もが一度は見たことがあるであろう1896年に撮影された「指輪をしたレントゲン博士の妻の手のX線写真」にたどり着く。それは，写真乾板に手を置き放電管から発せられたX線を15分間照射するというのが起源である。現在では放電管ではなく高出力・大熱容量のX線管球，写真乾板ではなくフラットパネルディテクタ，X線照射は1秒未満となっているが，撮影は被写体のX線透過度の違いによるコントラストを観察している点では当時と同じである。

　医療において人体に対して放射線を扱えるのは，医師と歯科医師を除いては診療放射線技師の業務独占であり，X線撮影は診療放射線技師が最も役割を果たすことのできる分野の1つである。撮影法は人体の解剖を的確に示すことのできる最も基本的な方法であるが，状況によっては撮影法通りの肢位がとれなかったりする場合がある。いずれにせよ，基本撮影法をしっかり理解することで，応用として困難な撮影においても目的に合わせた画像を得ることができる。

　X線撮影は施設による取り決めや，医師の意向等で様々な変法は存在する。また，学会・研究会等でも特定病変を描出する方法，基本撮影法を応用したものが考案されているが，全ては基本的な撮影法から発展させたものであり，大切なのは目的とする解剖がしっかり描出されているか・撮影の再現性があるかである。

　本書『フルカラーCGで学ぶ X線撮影のポジショニングとテクニック』はタイトルの通り，正しいポジショニングを視覚的に理解できるように複数方向のCGを作成し，読者が立体的な位置関係を把握し，適切にポジショニングできるようになっている。もし，目的の画像が得られなかった場合，再撮影をすることになるが，2度同じ失敗をしないように次にどうするべきか，何がダメであったかの解説を用意してある。また，撮影を容易にするためのコツやピットフォールを撮影する側の視点に立って記載してある。

　本書は，学生にどうやったらわかりやすく撮影法を教えることができるだろうかと悩んだ末，CGを作成して講義資料として用いた資料が基となっている。診療放射線技師養成校の撮影技術学の1つとして，X線管球・散乱線・グリッドなど基本的な機器の構成や解剖学的正位など基礎的な内容を盛り込み，授業や臨床実習での予習・復習にも使えるようにしており，ポジショニングだけでなく正常画像や典型的な異常画像も適宜並べて掲載している。また，臨床現場では施設により撮影の頻度が異なるため，ポジショニングの確認や臨床現場での初等教育にも使えるような内容となっている。

　本書の作成にあたり，本書監修として全般にわたってご指導いただいた神島　保先生，臨床現場での撮影法の実際についてアドバイスをいただいた北海道大学病院医療技術部放射線部門 小田まこと副技師長，勝本　尚技師に心より感謝申し上げます。

　最後に本書の刊行にあたり，突然の企画持ち込み時から適切なアドバイスをいただき，編集に当たりご尽力いただいたメジカルビュー社 伊藤　彩氏に心より感謝申し上げます。

2017年12月

北海道大学 大学院保健科学研究院 医用生体理工学分野
杉森博行

CONTENTS

本書に掲載された撮影法一覧 …………………………………………… xi

＊マークがついた箇所は，典型異常像や知っておくべき解剖などを記載しています

0 撮影準備

X線管球操作 …………………………………………………………… 2
X線管球保持装置 ……………………………………………………… 3
天井走行式X線管懸垂器とSID ……………………………………… 4
X線可動絞り …………………………………………………………… 5
ブッキーテーブル ……………………………………………………… 6
X線撮影操作コンソール① …………………………………………… 7
X線撮影操作コンソール② …………………………………………… 8
大焦点と小焦点① ……………………………………………………… 9
大焦点と小焦点② ……………………………………………………… 10
半影(half shadow) …………………………………………………… 11
ヒール効果 ……………………………………………………………… 12
散乱線除去グリッド① ………………………………………………… 13
散乱線除去グリッド②：リスホルムブレンデ ……………………… 14
散乱線除去グリッド③：ブッキーブレンデ ………………………… 15
散乱線の発生と要因，光電効果とコンプトン効果 ………………… 16
散乱線除去方法 ………………………………………………………… 17
散乱線除去グリッドと撮影条件 ……………………………………… 18
付加フィルタとX線スペクトル ……………………………………… 19
X線撮影とX線被ばく①：放射線の特徴 …………………………… 20
X線撮影とX線被ばく②：一般撮影の診断参考レベル(DRLs) … 21
撮影補助具① …………………………………………………………… 22
撮影補助具② …………………………………………………………… 23
解剖学的正位①：全身 ………………………………………………… 24
解剖学的正位②：四肢 ………………………………………………… 25
X線入射方向に対する体位 …………………………………………… 26
運動方向に関する用語① ……………………………………………… 27
運動方向に関する用語② ……………………………………………… 28
運動方向に関する用語③ ……………………………………………… 29
ポジショニングのためのメルクマール ……………………………… 30
頭部撮影基準線①：OML ……………………………………………… 30
頭部撮影基準線②：RBL，ARL ……………………………………… 31
頭部撮影基準線③：AMLなど ………………………………………… 31
コミュニケーション① ………………………………………………… 32
コミュニケーション② ………………………………………………… 33

1 頭部・頸部

副鼻腔正面撮影 ··· 36
副鼻腔Caldwell法撮影 ·· 37
副鼻腔Waters法撮影① ·· 38
副鼻腔Waters法撮影②：適正角度 ·· 39
蝶形骨周囲骨構造と副鼻腔X線画像の関係* ··································· 40
副鼻腔炎* ·· 41
視神経管撮影① ··· 42
視神経管撮影②：頭部適正角度 ·· 43
側頭骨Stenvers法撮影 ··· 44
側頭骨Shüller法撮影 ·· 45
中耳炎* ·· 46
頭部側面撮影 ·· 47
頭部正面撮影 ·· 48
頭部Towne法撮影 ·· 49
頬骨軸位撮影 ·· 50
頸部正面撮影 ·· 51
頸部側面撮影① ··· 52
頸部側面撮影② ··· 53
急性喉頭蓋炎* ··· 54
歯科撮影 ··· 55
歯科撮影-口内撮影法（口内法） ··· 56
歯科撮影-二等分法① ··· 57
歯科撮影-二等分法②：上顎歯列 ··· 58
歯科撮影-二等分法③：下顎歯列 ··· 59
歯科撮影-平行法 ·· 60
歯科撮影-咬翼法 ·· 61
歯科撮影-咬合法 ·· 62
歯科撮影-10枚法 ·· 63
歯科パノラマ撮影① ·· 64
歯科パノラマ撮影② ·· 65
頭部X線規格撮影（cephalography） ··· 66
顎関節開口/閉口撮影① ·· 67
顎関節開口/閉口撮影② ·· 68

2 胸部・腹部

胸部正面（P-A）撮影① ·· 70
胸部正面（P-A）撮影② ·· 71
胸部正面（P-A）撮影③ ·· 72

項目	ページ
胸部側面撮影	73
胸部側臥位正面撮影（デクビタス）	74
側臥位正面撮影（デクビタス）*	75
胸部X線画像での肺区域*	76
胸部X線画像での心陰影：左第1弓〜左第4弓*	77
胸部X線画像での心陰影：右第1弓・右第2弓*	78
心胸郭比（CTR）*	79
肺炎*	80
肺門部肺癌*	81
転移性肺癌*	82
血管塞栓術後*	83
右気胸*	84
両側気胸・胸水*	85
胸部大動脈瘤/間質性肺炎*	86
肺門リンパ節腫大*	87
鎖骨正面・斜位撮影	88
鎖骨遠位端骨折*	89
胸骨正面撮影	90
胸骨側面撮影	91
胸鎖関節撮影	92
マンモグラフィ	93
マンモグラフィCC撮影	94
マンモグラフィMLO撮影	95
腹部正面撮影	96
腹部立位正面撮影①	96
腹部立位正面撮影②	97
腹部臥位正面撮影	98
KUB撮影	99
腸閉塞と腹部立位正面画像*	100
立位/臥位 見え方の違い*	101
腹腔内遊離ガス（free air）*	102
消化管以外の異常ガス像*	103
閉塞しているのは小腸か？ 大腸か？	104
腹部の石灰化像*	105
腫瘤陰影①：腹腔内腫瘤*	106
腫瘤陰影②：臓器腫大*	107
十二指腸〜空腸閉塞*	108
小腸閉塞①*	109
小腸閉塞②*	110
小腸閉塞③*	111
大腸閉塞*	112
結腸穿孔*	113
腎/尿管結石*	114
腹膜気腫*	115

ポータブル胸部正面撮影①···116
ポータブル胸部正面撮影②···117
ポータブル腹部正面撮影①···118
ポータブル腹部正面撮影②···119

3 骨盤

骨盤正面撮影①···122
骨盤正面撮影②···123
腸骨正面撮影··124
仙腸関節正面撮影···125
仙腸関節斜位撮影···126
Martius法撮影··127
Guthmann法撮影···128

4 脊椎

頸椎正面撮影··130
頸椎斜位撮影··131
頸椎症*··132
頸椎側面撮影··133
頸椎前後屈撮影···134
頸椎開口位撮影①···135
頸椎開口位撮影②···136
胸椎正面撮影··137
胸椎側面撮影··138
上位胸椎側面撮影（swimmer法）···139
腰椎正面撮影··140
腰椎側面撮影··141
腰椎斜位撮影①···142
腰椎斜位撮影②：腰椎傾斜角度とＸ線画像································143
腰椎斜位撮影③：椎体の構造とドッグライン······························144
脊椎分離症*··145
腰椎前屈・後屈撮影··146
仙骨正面撮影··147
仙骨側面撮影··148
全脊椎正面撮影···149
全脊椎側面撮影···150
脊椎側彎症*··151

5 上肢関節

- 肩関節正面撮影(true A-P 撮影)① ……………………………154
- 肩関節正面撮影(true A-P 撮影)② ……………………………155
- 肩関節正面撮影(true A-P 撮影)③ ……………………………156
- 肩関節正面撮影(true A-P 撮影)④ ……………………………157
- 肩関節 Scapula Y(Y ビュー撮影)① ……………………………158
- 肩関節 Scapula Y(Y ビュー撮影)② ……………………………159
- 肩関節軸位撮影①:頭尾方向 ……………………………………160
- 肩関節軸位撮影②:尾頭方向 ……………………………………161
- 肩関節 Stryker 法撮影 ……………………………………………162
- 肩関節脱臼* …………………………………………………………163
- 肩甲骨正面撮影 ……………………………………………………164
- 肩甲骨側面撮影 ……………………………………………………165
- 上腕骨正面撮影 ……………………………………………………166
- 上腕骨側面撮影① …………………………………………………167
- 上腕骨側面撮影② …………………………………………………168
- 上腕骨骨幹部骨折* …………………………………………………169
- 肘関節正面撮影 ……………………………………………………170
- 肘関節側面撮影① …………………………………………………171
- 肘関節側面撮影② …………………………………………………172
- 肘関節軸位撮影 ……………………………………………………173
- 尺骨神経溝撮影 ……………………………………………………174
- 前腕骨正面撮影 ……………………………………………………175
- 前腕骨側面撮影 ……………………………………………………176
- 手関節正面撮影 ……………………………………………………177
- 手関節側面撮影 ……………………………………………………178
- 手根管撮影 …………………………………………………………179
- 手指正面撮影① ……………………………………………………180
- 手指正面撮影② ……………………………………………………181
- 手側面(斜位)撮影 …………………………………………………182
- 舟状骨撮影 …………………………………………………………183
- 舟状骨両側同時撮影① ……………………………………………184
- 舟状骨両側同時撮影② ……………………………………………185
- 母指/CM 関節撮影①:手掌-手背方向 …………………………186
- 母指/CM 関節撮影②:手背-手掌方向 …………………………187

6　下肢関節

股関節正面撮影……………………………………………190
股関節LauensteinⅠ撮影…………………………………191
股関節LauensteinⅡ撮影…………………………………192
股関節軸位撮影……………………………………………193
大腿骨頸部骨折①*…………………………………………194
大腿骨頸部骨折②*…………………………………………195
人工股関節*…………………………………………………196
大腿骨正面撮影……………………………………………197
大腿骨側面撮影……………………………………………198
膝関節正面撮影①…………………………………………199
膝関節正面撮影②…………………………………………200
膝関節側面撮影①…………………………………………201
膝関節側面撮影②…………………………………………202
膝関節軸位撮影（Skyline-view）…………………………203
膝関節軸位動態撮影………………………………………204
膝関節顆間窩撮影…………………………………………205
膝関節Rosenberg撮影……………………………………206
下腿骨正面撮影……………………………………………207
下腿骨側面撮影……………………………………………208
下腿骨骨折*…………………………………………………209
足関節正面撮影……………………………………………210
足関節側面撮影……………………………………………211
足関節踵骨軸位撮影………………………………………212
距踵関節AnthonsenⅠ撮影………………………………213
AnthonsenⅠ撮影の体位が取れない場合………………214
AnthonsenⅠ撮影とその他の方法の比較………………215
距踵関節AnthonsenⅡ撮影………………………………216
足趾正面撮影………………………………………………217
足趾斜位撮影………………………………………………218
母趾種子骨撮影……………………………………………219

索引……………………………………………………………222

◆本書掲載のCGは，Poser 11を用いて筆者が制作し，株式会社イーフロンティアに許可を得て掲載しています．

◆0章に掲載の機器の写真は，筆者が撮影し，下記のメーカーに許可を得て掲載しています．
　株式会社日立製作所：2ページ図a〜c,e，3〜4ページ，5ページ図a〜j，
　　　　　　　　　　　7〜8ページ，10ページ図a〜d，19ページ図b,c,e
　三共医療機株式会社：6ページ図a〜e，15ページ図a〜c
　三田屋商事株式会社：14ページ図a〜c
　株式会社大林製作所：15ページ図d〜f
　（以上，掲載順）

●●● 本書に掲載された撮影法一覧 ●●●

撮影法	体位	撮影方向	管球方向	撮影中心（入射中心）	掲載ページ
1章 頭部・頸部					
副鼻腔正面撮影	腹臥位	P-A方向	垂直方向0°	鼻根部	36
副鼻腔コールドウェル法撮影	腹臥位	P-A方向	頭尾方向に20°	鼻根部	37
副鼻腔ウォータース法撮影	腹臥位	P-A方向	垂直方向0°	鼻柱基部	38
視神経管撮影	腹臥位	P-A方向	垂直方向0°	眼窩外下縁	42
側頭骨ステンバース法撮影	腹臥位	P-A方向	尾頭方向12°	非検側の外耳孔と外後頭隆起を結ぶ線上，非検側外耳孔より6cm	44
側頭骨シュラー法撮影	腹臥位／側臥位	R-L／L-R方向	頭尾方向25°	検側外耳孔に向けて入射（非検側耳介上縁より2横指上方）	45
頭部側面撮影	仰臥位	R-L／L-R方向	水平方向0°	トルコ鞍部（外耳孔より2cm頭側，2cm上側）	47
頭部正面撮影	仰臥位	A-P方向	垂直方向0°	眉間	48
頭部タウン法撮影	仰臥位	頭尾方向	頭尾方向30°	両外耳孔を結んだ線へ入射	49
頬骨軸位撮影	仰臥位	尾頭方向	カセッテに垂直0°	両下顎角を結んだ中心	50
頸部正面撮影	立位／座位	A-P方向	水平方向0°	咽頭隆起（第4頸椎）	51
頸部側面撮影	立位／座位	R-L方向	水平方向0°	咽頭隆起（第4頸椎）	52
歯科撮影－口内撮影法（口内法）	座位	口外-口内方向	-	-	56
歯科撮影－二等分法	座位	口外-口内方向	歯軸とフィルムのなす角の2等分線に垂直0°	フィルム中心	57
歯科撮影－平行法	座位	口外-口内方向	フィルムに垂直0°	フィルム中心	60
歯科撮影－咬翼法	座位	口外-口内方向	-	フィルム中心	61
歯科撮影－咬合法	座位	頭尾方向／尾頭方向	-	フィルム中心	62
歯科撮影－10枚法	座位	口外-口内方向	-	フィルム中心	63
歯科パノラマ撮影	立位／座位	-	-	-	64
頭部X線規格撮影（cephalography）	立位／座位	R-L／P-A方向	-	外耳道上縁（ポレオン）	66
顎関節開口／閉口撮影	腹臥位／側臥位	R-L／L-R方向	頭尾方向25°	検側外耳孔に向けて入射（非検側耳介上縁より2横指上方）	67

撮影法	体位	撮影方向	管球方向	撮影中心（入射中心）	掲載ページ
2章　胸部・腹部					
胸部正面(P-A)撮影	立位	P-A方向	水平方向0°	第6-7胸椎（肩甲骨下縁）	70
胸部側面撮影	立位	R-L / L-R方向	水平方向0°	第6-7胸椎（肩甲骨下縁）	73
胸部側臥位正面撮影（デクビタス）	側臥位	A-P方向	水平方向0°	第6-7胸椎（乳頭を結ぶ線中心）	74
鎖骨正面撮影	立位	A-P方向	水平方向0°	鎖骨中心	88
鎖骨側面撮影	立位	A-P方向	尾頭方向20°	鎖骨中心	88
胸骨正面撮影	立位 / 腹臥位	P-A方向	被検者左後方から体幹へ30°	胸骨体中央	90
胸骨側面撮影	立位	R-L方向	水平方向0°	胸骨体中心で胸部前面より2〜3cm(2横指)背側	91
胸骨側面撮影	側臥位	R-L方向	垂直方向0°	胸骨体中心で胸部前面より2〜3cm(2横指)背側	91
胸鎖関節撮影	立位	P-A方向	水平方向0°	胸骨柄上縁	92
胸鎖関節撮影	腹臥位	P-A方向	垂直方向0°	胸骨柄上縁	92
マンモグラフィCC撮影	立位	頭尾方向	-	-	94
マンモグラフィMLO撮影	立位	内側-外側方向	-	-	95
腹部立位正面撮影	立位	P-A方向	水平方向0°	腸骨より2〜3横指頭側	96
腹部臥位正面撮影	仰臥位	A-P方向	垂直方向0°	腸骨より2〜3横指頭側	98
KUB撮影	仰臥位	A-P方向	垂直方向0°	腸骨稜線中心	99
ポータブル胸部正面撮影	仰臥位	A-P方向	垂直方向0°	第6-7胸椎（乳頭を結ぶ線中心）	116
ポータブル胸部正面撮影	座位 / 半座位	A-P方向	カセッテの傾きに垂直	第6-7胸椎（乳頭を結ぶ線中心）	116
ポータブル腹部正面撮影	仰臥位	A-P方向	垂直方向0°	腸骨稜より3横指頭側	118

撮影法	体位	撮影方向	管球方向	撮影中心（入射中心）	掲載ページ
3章　骨盤					
骨盤正面撮影	仰臥位	A-P方向	垂直方向0°	腸骨稜-恥骨結合レベルの中央	122
腸骨正面撮影	仰臥位	A-P方向	垂直方向0°	腸骨稜-恥骨結合レベルの中央	124
仙腸関節正面撮影	仰臥位	A-P方向	尾頭方向15°	恥骨結合より3横指上(4〜5cm)	125
仙腸関節軸位撮影	仰臥位	A-P方向	垂直方向0°	腸骨稜より3横指下(4〜5cm), 腸骨外側より3横指内側	126
マルチウス法撮影	座位 / 半座位	A-P方向	垂直方向0°	大転子より頭側5cm(3横指)の正中	127
グースマン法撮影	半座位 / 立位	R-L方向	水平方向0°	大転子より頭側5cm(3横指)大腿骨頭の高さ	128

撮影法	体位	撮影方向	管球方向	撮影中心(入射中心)	掲載ページ
4章　脊椎					
頸椎正面撮影	座位／立位	A-P方向	尾頭方向に10°	咽頭隆起(第4頸椎)	130
頸椎斜位撮影	座位／立位	第1／2斜位 A-P方向	尾頭方向に10°	咽頭隆起(第4頸椎)の高さ，胸鎖乳突筋の前面に入射	131
頸椎側面撮影	座位／立位	R-L方向	水平方向0°	咽頭隆起(第4頸椎)の高さ，頸部の中央に入射	133
頸椎前後屈撮影	座位／立位	R-L方向	水平方向0°	咽頭隆起(第4頸椎)の高さ，頸部の中央に入射	134
頸椎開口位撮影	仰臥位	A-P方向	垂直方向0°	開口した口腔中心に入射	135
胸椎正面撮影	仰臥位	A-P方向	垂直方向0°	胸骨上縁と剣状突起の中点	137
胸椎側面撮影	側臥位	R-L方向	垂直方向0°	肩甲骨下縁の高さで背中より6cmの点(4横指)	138
上位胸椎側面撮影 (スイマー法)	側臥位	R-L方向	垂直方向0°	下げた肩の上腕骨頭より4cm上方(2横指程度)	139
腰椎正面撮影	仰臥位	A-P方向	垂直方向0°	肋骨弓下縁(第3腰椎)＝腸骨稜3横指頭側	140
腰椎側面撮影	側臥位	R-L方向	垂直方向0°	肋骨弓下縁(第3腰椎)＝腸骨稜3横指頭側	141
腰椎斜位撮影	半側臥位	第1／2斜位 A-P方向	垂直方向0°	肋骨弓下縁(第3腰椎)＝腸骨稜3横指頭側	142
腰椎前屈・後屈撮影	側臥位	R-L方向	垂直方向0°	肋骨弓下縁(第3腰椎)＝腸骨稜3横指頭側	146
仙骨正面撮影	仰臥位	A-P方向	管球は尾頭方向 (男性15°／女性25°)	恥骨結合より3cm上方	147
仙骨側面撮影	側臥位	R-L方向	垂直方向0°	腸骨稜と尾骨の中間，背面から4cm(2横指程度)	148
全脊椎正面撮影	立位	A-P方向	水平方向0°	剣状突起	149
全脊椎側面撮影	立位	R-L方向	水平方向0°	剣状突起	150

撮影法	体位	撮影方向	管球方向	撮影中心（入射中心）	掲載ページ
5章　上肢関節					
肩関節正面撮影 (true A-P撮影)	立位 / 座位	A-P方向	頭尾方向10～20°	上腕骨頭内側	154
肩関節スカプラY (Y-view撮影)	立位 / 座位	P-A方向	頭尾方向10～20°	肩甲骨内側縁中心	158
肩関節軸位撮影	座位	頭尾方向	0°～肘方向に10°	肩峰より2横指内側	160
	仰臥位	尾頭方向	被検者足側より 10～15°（状況による）	腋窩	161
肩関節ストライカー法撮影	仰臥位	A-P方向	垂直方向0°	腋窩	162
肩甲骨正面撮影	立位 / 座位	A-P方向	水平方向0°	上腕骨頭より2横指内側	164
肩甲骨側面撮影	立位 / 座位	P-A方向	水平方向0°	肩甲骨内側縁中心	165
上腕骨正面撮影	立位 / 座位	A-P方向	水平方向0°	上腕中心	166
	仰臥位	A-P方向	垂直方向0°	上腕中心	166
上腕骨側面撮影	立位 / 座位	P-A方向	水平方向0°	上腕中心	167
	立位 / 座位	A-P方向	水平方向0°	上腕中心	168
	仰臥位	A-P方向	垂直方向0°	上腕中心	168
肘関節正面撮影	座位	A-P方向	垂直方向0°	上腕骨内側/外側上顆を結ぶ線から1.5cm遠位	170
肘関節側面撮影	座位	橈尺方向	垂直方向0°	外側上顆	171
肘関節軸位撮影	座位	前腕-上腕方向	垂直方向0°	上腕骨内側と外側上顆を結ぶ中点	173
	座位	前腕-上腕方向	上腕骨軸方向に向けて30°	上腕骨内側と外側上顆を結ぶ中点	173
尺骨神経溝撮影	座位	前腕-上腕方向	垂直方向0°	上腕骨内側と外側上顆を結ぶ中点	174
	座位	上腕-前腕方向	垂直方向0°	上腕骨内側と外側上顆を結ぶ中点	174
前腕骨正面撮影	座位	A-P方向	垂直方向0°	前腕中心	175
前腕骨側面撮影	座位	橈尺方向	垂直方向0°	前腕中心	176
手関節正面撮影	座位	手背-手掌方向	垂直方向0°	橈骨/尺骨茎状突起の中点	177
手関節側面撮影	座位	橈尺方向	垂直方向0°	橈骨茎状突起	178
手根管撮影	座位	軸方向	垂直方向0°	第3中手骨骨軸	179
	座位	軸方向	手掌向きに30°	橈骨 / 尺骨茎状突起の中点	179
	立位	軸方向	手根部向きに30°	橈骨 / 尺骨茎状突起の中点	179
手指正面撮影	座位	手背-手掌方向	垂直方向0°	第3中手指関節(MP関節)	180
手側面(斜位)撮影	座位	手背-手掌方向	垂直方向0°	第3中手指節関節(MP関節)	182
舟状骨撮影	座位	手背-手掌方向	垂直方向0°	舟状骨(橈骨茎状突起)	183
舟状骨両側同時撮影	座位	手背-手掌方向	垂直方向0°	舟状骨(橈骨茎状突起)	184
母指/CM関節撮影	座位	手掌-手背方向	垂直方向0°	CM関節(第1中手骨)	186
	座位	手背-手掌方向	垂直方向0°	CM関節(第1中手骨)	187

撮影法	体位	撮影方向	管球方向	撮影中心（入射中心）	掲載ページ
6章　下肢関節					
股関節正面撮影	仰臥位	A-P方向	垂直方向0°	上前腸骨棘と大転子下部を結ぶ中点の正中線上（恥骨結合上部より2横指上方）※人工股関節置換術後の被検者は恥骨上部より2〜3横指下方	190
股関節ラウエンシュタインⅠ撮影	仰臥位／側臥位	内側-外側方向	垂直方向0°	鼠径線中点	191
股関節ラウエンシュタインⅡ撮影	仰臥位	A-P方向	垂直方向0°	鼠径線中点	192
股関節軸位撮影	仰臥位	尾頭方向	体外から体幹方向へ40〜45°	鼠径線よりも2cm足側	193
大腿骨正面撮影	仰臥位	A-P方向	垂直方向0°	大腿骨中心	197
大腿骨側面撮影	仰臥位	内側-外側方向	垂直方向0°	大腿骨中心	198
膝関節正面撮影	仰臥位	A-P方向	垂直方向0°	膝蓋骨下端	199
膝関節側面撮影	仰臥位／側臥位	内側-外側方向	垂直方向0°	膝蓋骨下端と膝後方くびれの中点	201
膝関節軸位撮影（Skyline-view）	座位／仰臥位	尾頭方向	尾頭方向5〜10°	膝蓋骨下縁	203
膝関節軸位動態撮影	座位／仰臥位	尾頭方向	尾頭方向5〜10°	膝蓋骨下縁	204
膝関節顆間窩撮影	膝手位	P-A方向	垂直方向0°	膝後方くびれの中点	205
膝関節ローゼンバーグ撮影	立位	P-A方向	頭尾方向10°	膝後方くびれの中点	206
下腿骨正面撮影	仰臥位	A-P方向	垂直方向0°	脛骨中心（少し外側）	207
下腿骨側面撮影	仰臥位	内側-外側方向	垂直方向0°	脛骨中心（少し後方）	208
足関節正面撮影	仰臥位	A-P方向	垂直方向0°	内果・外果を結ぶ中点	210
足関節側面撮影	仰臥位／側臥位	内側-外側方向	垂直方向0°	内果	211
足関節踵骨軸位撮影	仰臥位／立位	尾頭方向	尾頭方向40°	距踵関節中心（足底約1/3の高さ）	212
距踵関節アントンセンⅠ撮影	側臥位	内側-外側方向	頭尾方向20°	内果中心	213
アントンセンⅠ撮影の体位が取れない場合	座位／仰臥位	外側-内側方向	尾頭方向25°	外果中心	214
	立位	内側-外側方向	頭尾方向25°	内果中心	214
距踵関節アントンセンⅡ撮影	仰臥位	内側-外側方向	尾頭方向25°	内果中心	216
足趾正面撮影	仰臥位／座位	背底方向	尾頭方向10°	第2趾中足骨中心	217
足趾斜位撮影	仰臥位／座位	背底方向	垂直方向0°	第3趾中足骨中心	218
母趾種子骨撮影	座位／腹臥位	足先-踵／踵-足先方向	垂直方向0°	第1趾中足骨中心	219

0章 撮影準備

撮影準備 # X線管球操作

Point さまざまな撮影法を用いるにあたって管球・グリッド・寝台・撮影台・コンソールを理解して使いこなすことが重要

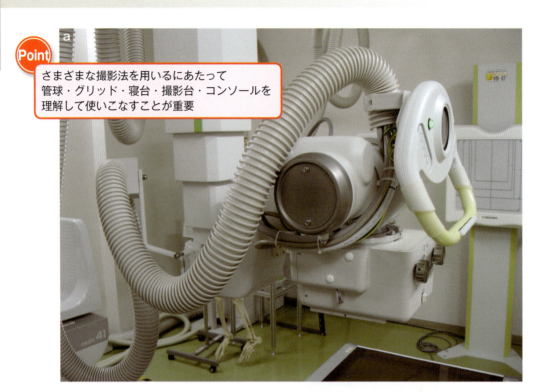

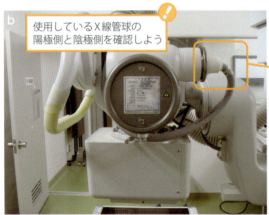

使用しているX線管球の陽極側と陰極側を確認しよう

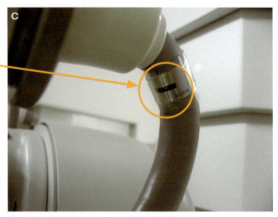

ケーブルや管球に＋/－が表記されている

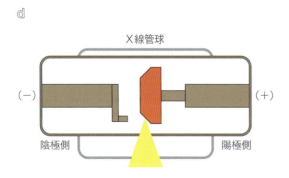

X線管球内部の概略図

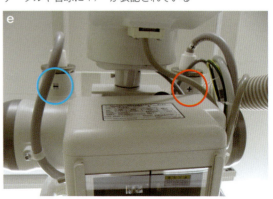

装置によって異なるが，（＋）/（－）表記は必ずどこかに示されている

撮影準備 X線管球保持装置

a X線管球保持装置外観
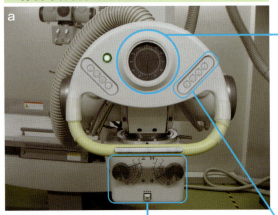

b 管球角度計
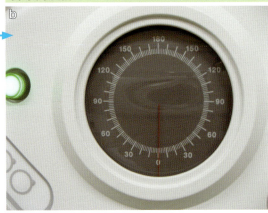

c X線可動絞り
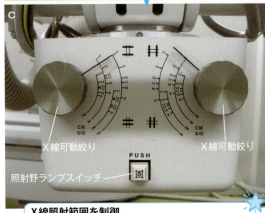

X線可動絞り　　X線可動絞り
照射野ランプスイッチ　PUSH

X線照射範囲を制御
X線可動絞り→X線を遮蔽して照射範囲を制御
照射野ランプ→照射範囲を可視化

d ロック解除スイッチ
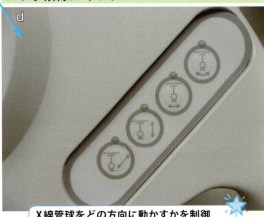

X線管球をどの方向に動かすかを制御
高さのみを調整したい場合
被検者頭尾方向のみ動かしたい場合 など

> **Point** 撮影体位（撮影法）に合わせて自由に管球方向（X線照射方向）を変更可能

e
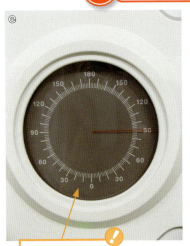

現在の管球角度が表示される

f
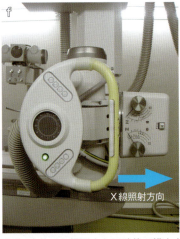

X線照射方向

g
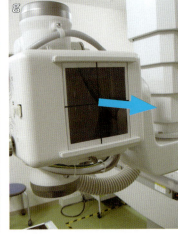

立位/座位での撮影または臥位で横方向から撮影したい場合は，X線を床面と水平に照射するため管球を傾けて使用する

| 撮影準備 | **天井走行式X線管懸垂器とSID** |

天井走行式X線管懸垂器

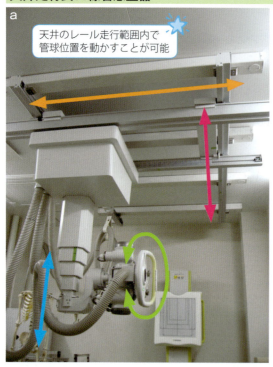

a　天井のレール走行範囲内で管球位置を動かすことが可能

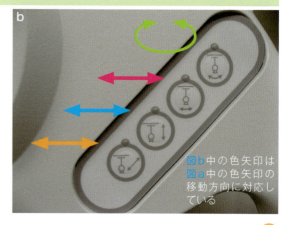

b　図b中の色矢印は図a中の色矢印の移動方向に対応している

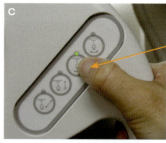

c　押している間赤矢印方向のロックが外れる

※1度押すだけでon/offが切り替わる装置もある

SID：source to image-receptor distance（X線焦点-受像面間距離）

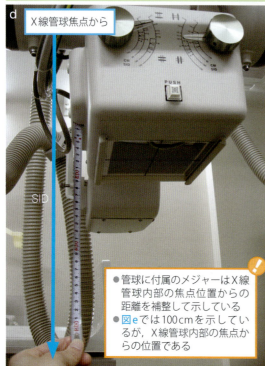

d　X線管球焦点から　SID

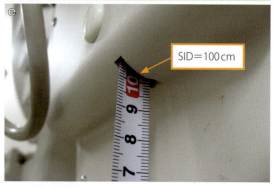

e　SID＝100cm

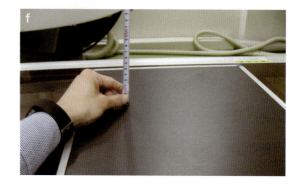

f

- 管球に付属のメジャーはX線管球内部の焦点位置からの距離を補整して示している
- 図eでは100cmを示しているが、X線管球内部の焦点からの位置である

撮影準備　X線可動絞り

絞り全開
a

可動絞り片方のみ閉
b

可動絞り両方閉
c

可動絞りをのぞき込むと2対の可動絞りを視認することができる

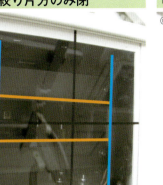

X線焦点
奥羽根
焦点外X線の除去
下羽根（中羽根）
上羽根（本羽根）
上羽根（可動絞り）

「診断用X線可動絞りJIS Z 4712:1998ガイド」ではX線可動絞りをX線束が上方向きに構造を規定しているため，X線焦点から遠いほうが「上羽根」となる
※上羽根は線すい制限羽根ともよばれる

照射野ランプ点灯時
d　　e

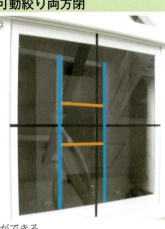

照射野ランプは可動絞りの内部(奥)にあり，撮影前にカセッテに投影して照射範囲を確認することができる

カセッテ大
f
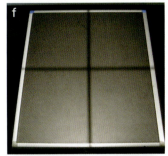

左右絞り
h
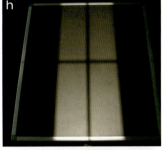

上下左右絞り
j
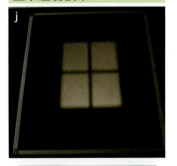

g
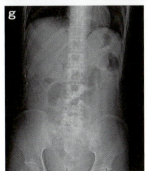
腹部正面

i
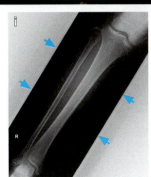
下腿正面

k
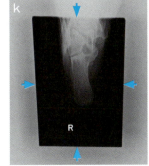
踵骨軸位

撮影準備 # ブッキーテーブル

撮影用寝台（ブッキーテーブル）　15ページも参照

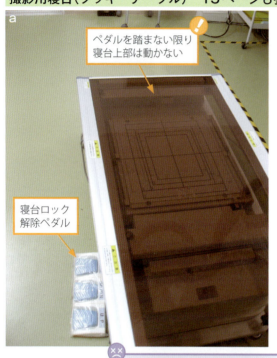

a　ペダルを踏まない限り寝台上部は動かない

寝台ロック解除ペダル

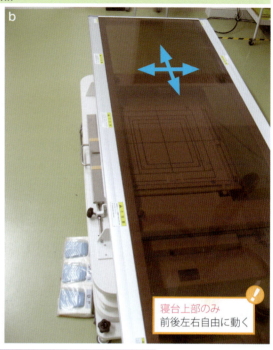

b　寝台上部のみ前後左右自由に動く

寝台に直接寝てもらうことになるが，タオルなどを敷くときは厚みのあるものや重なりが生じると画像上に写り込むので注意が必要

照射野の設定

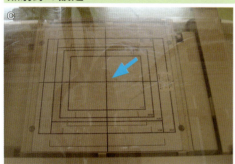

c

照射野中心を合わせてしまえばあとは被検者を直接動かさなくてよい（ロック解除ペダルを踏んで寝台上部のみ移動）

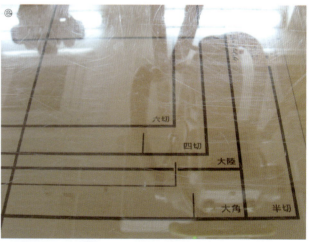

e

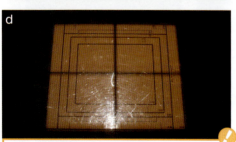

d

管球ー寝台のセットアップ方法
1. 図c青矢印に管球中心を合わせる
2. そのままでは管球位置が分からないので，照射野ランプを点灯させ中心を設定する
3. カセッテサイズに合わせた照射野になるように可動絞りを調整する

光照射野用に寝台表面は透明になっている

被検者を寝台に乗せてからだと体に照射野が投影されるため適切な照射野サイズを調整することができない

撮影準備

X線撮影操作コンソール①

X線撮影操作コンソール

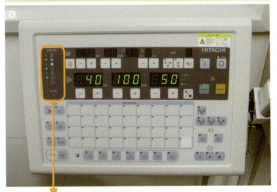

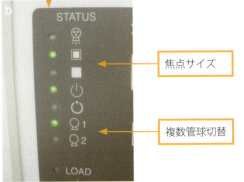

焦点サイズ

複数管球切替

管電圧・管電流・照射時間を設定

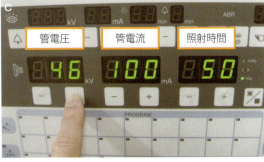

管電圧 ― 管電流 ― 照射時間

マニュアルで撮影条件を設定することも可能であるが、撮影条件をメモリー内に保存することも可能（放射線情報システム[RIS]から撮影条件を受信できる装置もある）

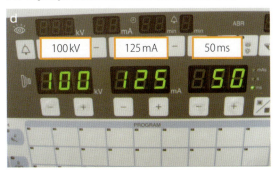

100 kV　125 mA　50 ms

X線の発生方法（ハンドスイッチを使用する場合）

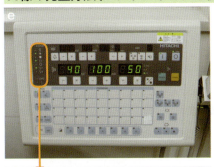

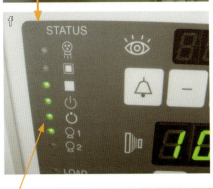

ローターの回転数が定格回転数に達しフィラメントが所定温度に上昇すると「Ready」

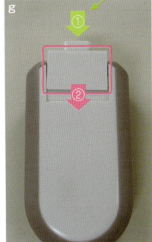

1段目を押すとX線発生器のX線管陽極ローターを回転させるとともにフィラメントを加熱

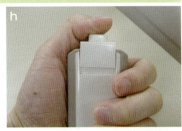

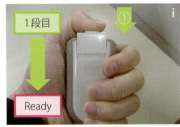

1段目 → Ready

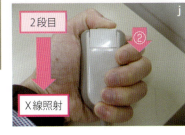

2段目 → X線照射

撮影準備 / 頭部・頸部 / 胸部・腹部 / 骨盤 / 脊椎 / 上肢関節 / 下肢関節

| 撮影準備 | # X線撮影操作コンソール②

X線の発生方法（コンソールのボタンを使用する場合）

| 「Ready」ボタンを押す | 「Ready」ボタンを押しながら「X-RAY」押すとX線照射 |

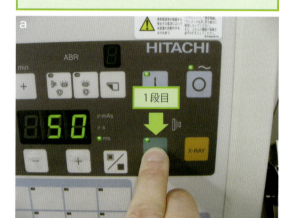

a　1段目

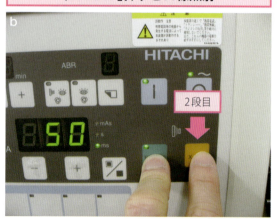

b　2段目

同様の操作ができる

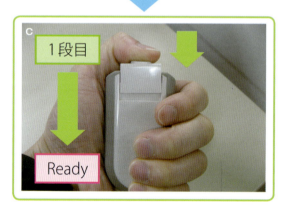

c　1段目　Ready

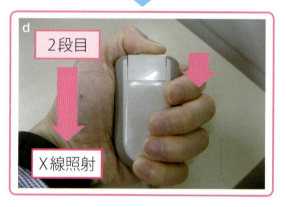

d　2段目　X線照射

> ハンドスイッチの断線・故障時にコンソールからも操作できることを覚えておくと，いざというときに対応することが可能である（一般的に撮影はハンドスイッチを用いて行うことが多い）

撮影準備 大焦点と小焦点①

X線管球内部の概略図
a
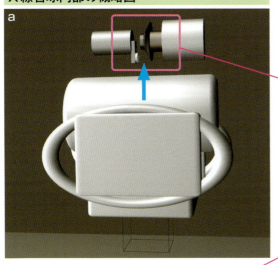

X線管球内部の概略図－陰極と陽極
b
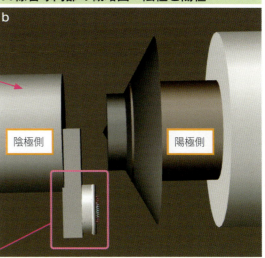

陰極側　　陽極側

c
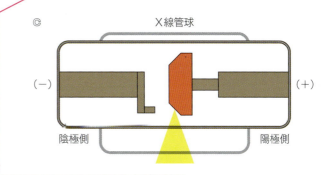

X線管球

（－）　陰極側　　陽極側　（＋）

陽極側から陰極側を見た場合の概略図
d
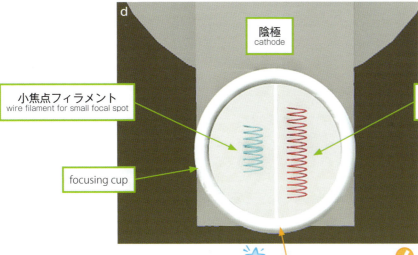

陰極 cathode

小焦点フィラメント
wire filament for small focal spot

大焦点フィラメント
wire filament for large focal spot

focusing cup

焦点サイズ選択の実際は
大焦点フィラメントに電流を流すか
小焦点フィラメントに電流を流すかの切り替えである

X線管球には大小2つのフィラメントが存在する

撮影準備　大焦点と小焦点②

ある条件で管電流のみを大きくした場合の焦点の自動切替

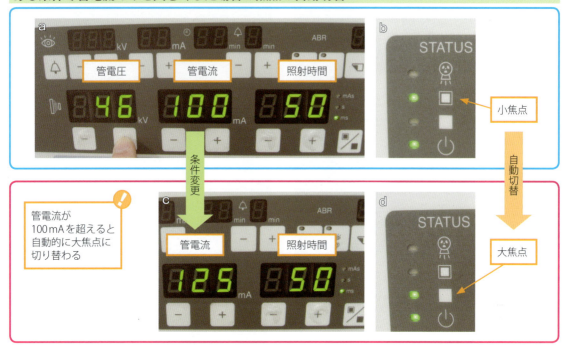

管電流が100 mAを超えると自動的に大焦点に切り替わる

小焦点フィラメントでは大電流の負荷に耐えられない

管電流は単位時間あたりにターゲットに入射する電子数に比例（照射時間との組み合わせで線量を決定）

フィラメントから電子が放出されている概念図

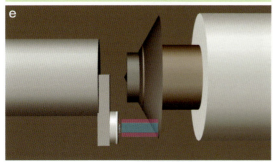

実焦点　　　：ターゲットにおける電子が衝突する部分
実効焦点　　：受像面への実焦点の垂直投影
ターゲット角度：実焦点面と基準軸との角度

大焦点と小焦点における実効焦点寸法の違い

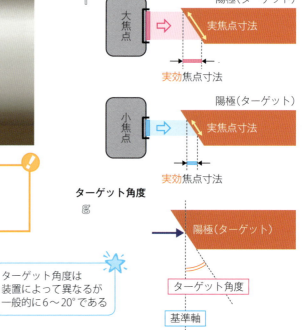

ターゲット角度は装置によって異なるが一般的に6〜20°である

Point　衝突する電子のエネルギーは管電圧のみで決まる（線質の決定）

半影(half shadow)

撮影準備

焦点サイズの違いによる半影の比較

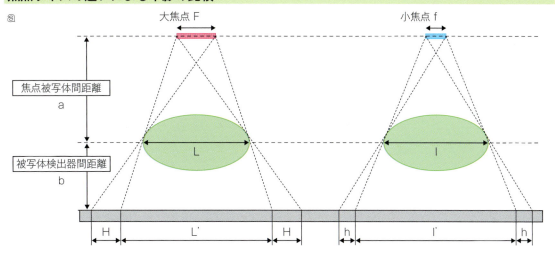

拡大率を求める式

$$\text{拡大率 (magnification ratio)} \quad M = 1 + \frac{b}{a}$$

半影を求める式

$$\text{半影 (half shadow)} \quad H = F \times \frac{b}{a} = F \times (M - 1)$$

Point 焦点サイズは半影に影響を及ぼす

Q.1

焦点-被写体間距離 40cm,被写体-検出器間距離 30cmの幾何学的配置において,焦点寸法 2.0mmで撮影したときの半影の大きさはいくつか。

【A.1】

$$\text{半影} H = F \times \frac{b}{a} = 2.0 \times \frac{30}{40} = 1.5 \,[\text{mm}]$$

Q.2

拡大率1.5倍の撮影を行ったとき,半影は0.3mmであった。
焦点-被写体間距離を変化させないで拡大率2倍の撮影を行うとき,半影は何mmになるか。

【A.2】

①焦点サイズを求める

$$\text{半影} H = F \times (M-1) \text{ より } 0.3 = F \times (1.5 - 1)$$

$$\therefore F = \frac{0.3}{0.5} = 0.6 \,[\text{mm}]$$

②拡大率に応じた半影を求める

$$H = F \times (M - 1) = 0.6 \times (2 - 1) = 0.6 \,[\text{mm}]$$

撮影準備　ヒール効果

> **ヒール効果**
> X線強度は陰極側より陽極側で弱くなる

ターゲットの表面で発生したX線

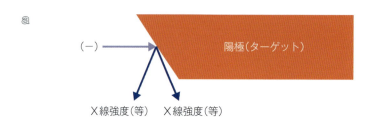

ターゲットのある深さで発生したX線

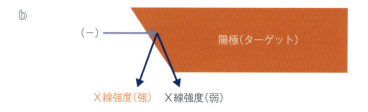

陽極側へのX線はターゲット内部で減弱される

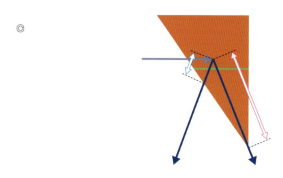

> **Point**
> ● ターゲット表面だけでなく，ある深さまで到達してX線が発生
> ● 陽極方向ほどターゲット内部での減弱が大きくなる

散乱線除去グリッド①

撮影準備

> **散乱線除去グリッド→【口語】グリッド/リス/ブッキー**
>
> - X線撮影時の散乱線除去法の1つ
> - 散乱線除去のために薄い鉛板を平行に並べたものをフィルムの前に置くと散乱線の除去が行われる
>
> **①リスホルムブレンデ**
> 【英】：Lysholm grid　【独】：Lysholm blende　※ blende：絞り/格子
> 格子目が目立たぬように鉛を箔状にしたもの
>
> **②ブッキーブレンデ（ポッター・ブッキーブレンデ）**
> 【英】：Potter-Bucky blende grid　【独】：Potter-Bucky blende
> グリッドの格子目を消すためにグリッドをX線照射中に動かすもの
>
> Erih Lorenz Rudolf Lysholm はスウェーデンの放射線科医（1891-1947）
> Hollis Potter はアメリカの放射線科医（1880-1964）
> Gustav Bucky はドイツの放射線科医（1880-1963）

 Point カセッテ前面に配置し散乱線入射を減少させコントラストを高める

平行型
a
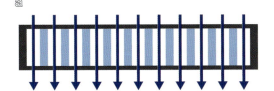

集束型
b
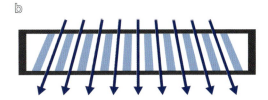

> 散乱線除去グリッドは内部構造が異なるものがあるため
> 種類や構造を理解することが重要である

グリッド比とグリッド密度

c
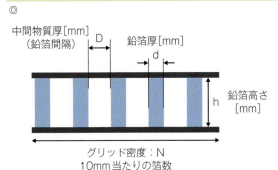

中間物質厚[mm]（鉛箔間隔）D
鉛箔厚[mm] d
鉛箔高さ[mm]
グリッド密度：N　10mm当たりの箔数

グリッド比：r
グリッド中心部における，
鉛箔間隔Dに対する鉛箔高さhの比

【例】
$h=2.0$ mm，$D=0.2$ mmのグリッドの場合
$h : D = 2.0 : 0.2$
　　　　$= 10 : 1$

> 多くの製品は単位長さあたりのグリッド密度を
> 調整することで比率を調整している
> （グリッド比が大きい＝鉛箔密度が高い＝Dが小さい）

撮影準備 # 散乱線除去グリッド②：リスホルムブレンデ

カセッテ前面配置用散乱線除去グリッド(リスホルムブレンデ)

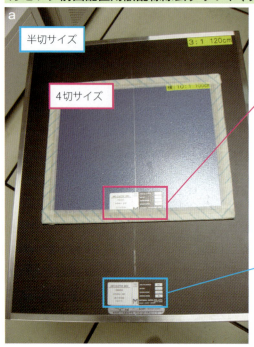

a 半切サイズ / 4切サイズ

それぞれのカセッテサイズに合った散乱線除去グリッドがある

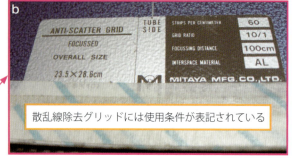

散乱線除去グリッドには使用条件が表記されている

Strips per centimeter(1cmあたりの箔数)：60
Grid ratio(グリッド比)：10：1
Focussing distance(集束距離[cm])：100
Interspace material(中間物質)：Al

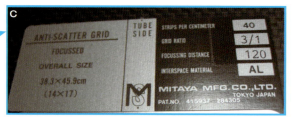

Strips per centimeter(1cmあたりの箔数)：40
Grid ratio(グリッド比)：3：1
Focussing distance(集束距離[cm])：120
Interspace material(中間物質)：Al

Point カセッテ前面に配置して散乱線入射を減少させコントラストを高める

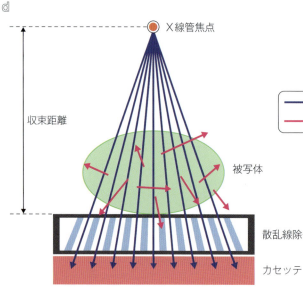

d X線管焦点 / 収束距離 / 直接線(1次X線) / 散乱線(2次X線) / 被写体 / 散乱線除去グリッド / カセッテ

散乱線除去グリッドの使用条件に合わせた条件のもとで撮影することにより，効率的に散乱線を除去することが可能となる

撮影準備　散乱線除去グリッド③：ブッキーブレンデ

臥位撮影用散乱線除去グリッド（ブッキーブレンデ）

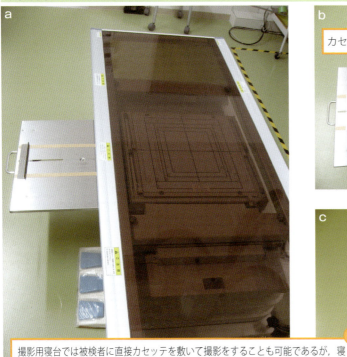

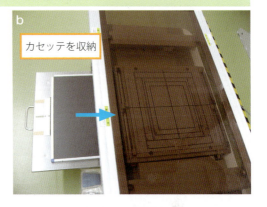

カセッテを収納

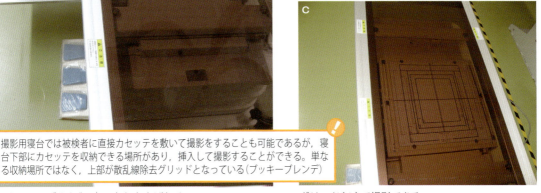

撮影用寝台では被検者に直接カセッテを敷いて撮影をすることも可能であるが，寝台下部にカセッテを収納できる場所があり，挿入して撮影することができる。単なる収納場所ではなく，上部が散乱線除去グリッドとなっている（ブッキーブレンデ）

ブッキーテーブル/ブッキー台ともよばれる　　　　　　　　　　グリッド（＋）で撮影できる

立位撮影用散乱線除去グリッド（ブッキーブレンデ）

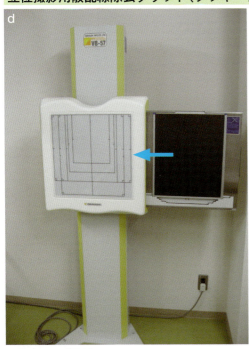

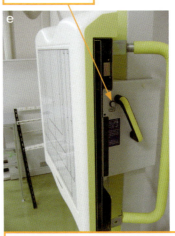

撮影台上下ロック解除ボタン

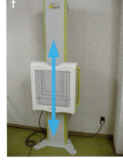

被検者の身長に合わせて上下

- 立位ブッキー撮影台は主に立位での胸部・腹部撮影を目的に作られており，散乱線除去を目的にブッキーブレンデが装備されている
- 被検者の高さに容易に合わせることのできる上下機構や，胸部撮影時に下顎がぶつからないように中央上部にくぼみがついている

立位ブッキー撮影台

撮影準備　散乱線の発生と要因，光電効果とコンプトン効果

散乱線が多く発生する要因

① ・被写体が厚い
　　・照射野が広い　　被写体内部で散乱線が多く発生する

② ・管電圧が高い　　コンプトン効果の寄与する割合が増加

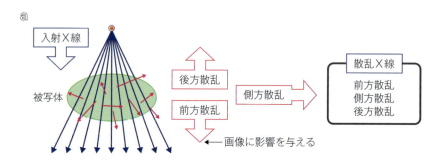

ⓐ

光電効果とコンプトン効果

光電効果とコンプトン効果が50%/50%の確率で起こるのが，
- 軟部組織（水）≒26keV
- 骨≒45keV

である。数値はX線実効エネルギー

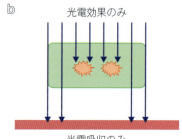

ⓑ 光電効果のみ／光電吸収のみ

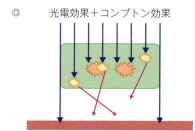

ⓒ 光電効果＋コンプトン効果／コンプトン効果による散乱線発生

Point
管電圧60kV以上から被写体厚を考慮したうえで散乱線を意識する

- X線は連続エネルギーであるため，線質はX線強度が半分になる吸収体（銅やアルミニウム）の厚さで半価層として示す
- 半価層と等価な単色X線エネルギーを実効エネルギーという

●（参考）管電圧とX線実効エネルギー

管電圧	Al半価層	実効エネルギー
50kV	2.0mm	28keV
60kV	2.5mm	31keV
70kV	2.9mm	33keV
80kV	3.2mm	34keV
90kV	3.6mm	36keV
100kV	4.0mm	38keV
110kV	4.4mm	40keV
120kV	4.9mm	42keV

X線の実効エネルギーは管電圧に正比例しない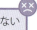

散乱線除去方法

散乱線除去方法

グリッド法
- 散乱線が一定の方向を向かないことを利用
  → グリッドの鉛箔で吸収させる

> ⚠ エア・ギャップ法は欠点が多いため臨床で用いられる散乱線除去方法はほとんどグリッド法である

エア・ギャップ法（グレーデル法）
- 散乱体積が小さくなり散乱X線発生が減少
- 散乱角度により受像面に入射しない割合が多くなる

欠点：拡大撮影になる
　　　入射表面線量が高くなる

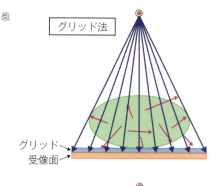

a グリッド法

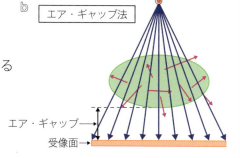

b エア・ギャップ法

撮影準備　散乱線除去グリッドと撮影条件

グリッド法
- 散乱線を除去できるが付加した場合は1次X線もカットされる
- グリッドによるX線吸収の影響を考慮した撮影条件を決定する必要がある

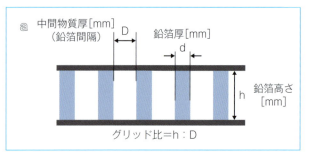

● グリッド使用における撮影条件変更の目安

グリッド比	管電圧範囲	mAs増加	kV増加
グリッドなし	—	×1	0
5：1	80kVまで	×2	8〜10
6：1	80kVまで	×3	11〜12
8：1/10：1	100kVまで	×4	13〜15
12：1	100kV以上	×5	20〜25
16：1	100kV以上	×6	30〜40

- グリッド比が大きくなるほど，より大きな管電圧・管電流・撮影時間が必要となる
- 散乱線除去効果も向上するが，被検者の被ばく線量もそれに伴い増加することも考えておく必要がある

グリッド（－）：80kV, 10mAs

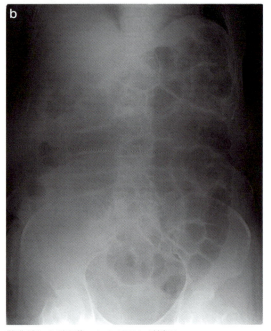

散乱線により画像コントラストが低下

グリッド（＋）：90kV, 28mAs

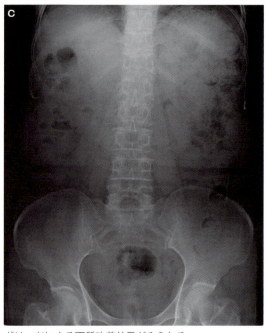

グリッドによる画質改善効果がみられる

> 管電圧が60kVを超える場合，撮影部位の厚さが10cmを超える場合は散乱線の影響を考慮して散乱線除去グリッドを使用したい

撮影準備

付加フィルタとX線スペクトル

X線付加フィルタとは？

- 低エネルギーX線を多く吸収する役割がある（軟X線を除去する）
  （低エネルギーX線はほとんど人体で吸収され画質向上に寄与しないため）
- 付加フィルタには装置固有のものと使用者側で追加するものがある
- 付加フィルタによって被ばく線量を低減させることができる

装置固有の付加フィルタ（固有濾過）

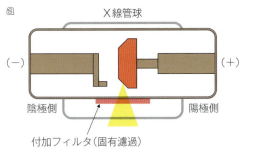

装置固有付加フィルタは内部にあり，詳細は管球に示されている（図b，c参照）

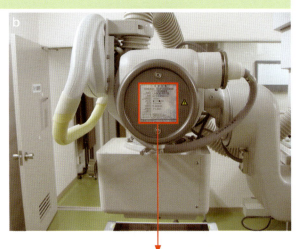

固有濾過
1.0mmAl

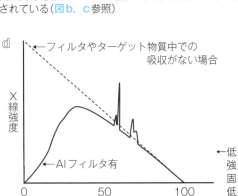

←低エネルギー側のX線強度が低いのは，装置固有の付加フィルタが低エネルギー側をカットしているからである

使用者側で追加する付加フィルタ

使用者側で付加フィルタを追加で取り付けることが可能

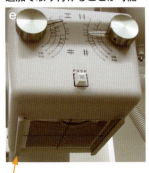

付加フィルタ取り付け位置

さらに付加フィルタを加えた場合のX線強度分布

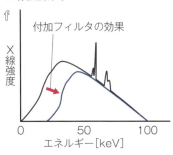

実効エネルギーは高くなるが，付加フィルタによって最大エネルギーは変化しない

付加フィルタには銅（Cu：原子番号29），アルミニウム（Al：原子番号13）などがあるが，同じ厚さでは銅よりアルミニウムのほうが吸収は小さい

総濾過は付加フィルタすべて（固有濾過＋付加フィルタ）のことを指す

撮影準備 X線撮影とX線被ばく① : 放射線の特徴

放射線の特徴

- 人間の五感に感じない
  「見えないひかり」と言われることもある
  しかし，測定することはできる
- 放射線の身体への影響を考えるうえで最も重要な標的物質はDNA
- 放射線はその電離作用により，DNA主鎖の切断や，塩基の置換，脱落，修飾などの傷害を引き起こす

Point 放射線のDNAへの影響は放射線の線質によって異なり，放射線がそのDNAに直接電離・励起して影響を及ぼす「直接作用」と他の分子が放射線により電離・励起されてラジカルなどの活性化合物を作りそれがDNAと反応して影響を及ぼす「間接作用」に分離される

グレイ(Gy) 放射線が物や人に当たったときに，どれくらいのエネルギーを与えたのかを表す単位

人工放射線
- がん治療（治療部位のみの線量）― 100Gy / 10Gy
- 心臓カテーテル（皮膚線量） ― 1Gy
- 放射線業務従事者の年間線量限度
- CT/1回
- PET検査/1回
- 一般公衆の年間線量限度
- 胃のX線精密検査(1回)
- 胸のX線集団検診(1回)
- 歯科撮影

中央軸: 100Gy → 10Gy → 1Gy → 0.1Gy → 1000mSv → 100mSv → 10mSv → 1mSv → 0.1mSv → 0.01mSv

中央部の影響: 白内障／一時的脱毛／不妊／眼水晶体の白濁／造血系の機能低下
「がん死亡が増えるという明確な証拠がない」

自然放射線
- イラン／ラムサール 自然放射線(年間)
- インド／ケララ，チェンナイ(旧マドラス) 自然放射線(年間)
- ブラジル／ポコスデカルダス 自然放射線(年間)
- 1人当たりの自然放射線（年間約2.4mSv）世界平均
  ・宇宙から 0.4mSv
  ・大地から 0.5mSv
  ・空気中のラドンから 1.2mSv
  ・食物から 0.3mSv
- 1人当たりの自然放射線（年間約1.5mSv）日本平均
- 東京―ニューヨークの飛行機往復（高度による宇宙線の増加）

ミリシーベルト(mSv) 放射線が人に対して，がんや遺伝性影響*のリスクをどれくらい与えるのかを評価するための単位

【注意】
1) 数値は有効数字などを考慮した概数。
2) 目盛(点線)は対数表示になっている。
   目盛が1つ上がる度に10倍となる。

*遺伝性影響(hereditary effects)とは，子孫に伝わる遺伝的な影響のことで，遺伝的影響(genetic effects)が細胞の遺伝的な影響まで含むことと区別している。

（文部科学省：放射線等に関する副読本より改変引用）

X線撮影とX線被ばく ② ：一般撮影の診断参考レベル（DRLs）

放射線防護の3原則とX線撮影

- **距離**：放射線源と人体の距離を大きくとる
  - →焦点-被写体間距離
  - 【参考】距離逆二乗則：距離の二乗に反比例してX線強度が減少
- **遮蔽**：放射線源と人体の間に遮蔽物を置く
  - →プロテクター，可動絞り，付加フィルタ
- **時間**：放射線を受ける時間を短くする
  - →撮影時間（照射時間）

DRLとは

診断参考レベル（DRL）は，標準的な体格の被検者で典型的な**検査ごと**の値と標準化された線量評価法を用い，多くの場合は線量分布の**第3四分位**（75パーセンタイル値）の値に設定される（図a）

DRLの意義として最も強調すべき点は
- 線量限度ではないということ
- 優れた診療と劣った診療の境界ではないということ

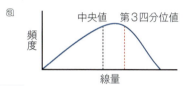

Point

線量限度は**超えてはならない**線量値であるが，
DRLは**臨床的な必要性があれば**超過してもよい
（患者の体重や体格により標準的患者よりも高い線量が必要とされる場合があるから）

つまり，DRLの目的は**最適化**であって**線量低減ではない**

●一般撮影の診断参考レベル（Diagnostic Reference Levels：DRLs）

撮影部位	入射表面線量[mGy]	撮影部位	入射表面線量[mGy]
頭部正面	3	骨盤	3
頭部側面	2	大腿部	2
頸椎	0.9	足関節	0.2
胸椎正面	3	前腕部	0.2
胸椎側面	6	グースマン法	6
胸部正面	0.3	マルチウス法	7
腹部	3	乳児胸部	0.2
腰椎正面	4	幼児胸部	0.2
腰椎側面	11	乳児股関節	0.2

（医療被ばく研究情報ネットワーク（J-RIME）：最新の国内実態調査結果に基づく診断参考レベルの設定，平成27年6月7日.より引用）

撮影準備 撮影補助具①

X線マーカー

X線不透過物質で作られた文字や記号を一緒に撮影し，X線画像に情報を埋め込む
- 左右（R/L）
- 立位/座位/臥位（UP/SIT/SU）
- 角度
- X線入射方向：前後/後前（A-P/P-A）　など

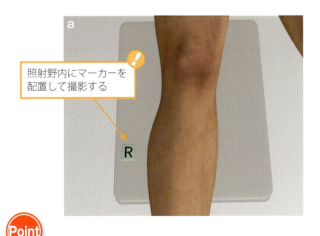

照射野内にマーカーを配置して撮影する

Point 四肢撮影では必ずマーカーを入れ左右を示す

※表示端末などで電子的に挿入することも可能

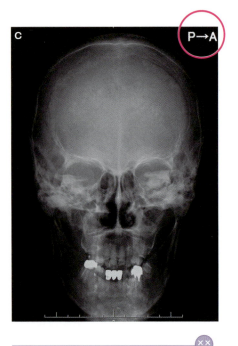

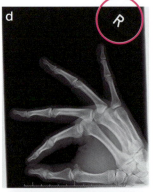

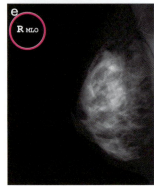

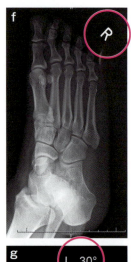

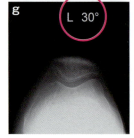

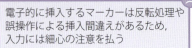

電子的に挿入するマーカーは反転処理や誤操作による挿入間違えがあるため，入力には細心の注意を払う

撮影準備 撮影補助具②

分割枠（分割板）

1枚のフィルムに2種類の撮影を収めるためのフィルム枠

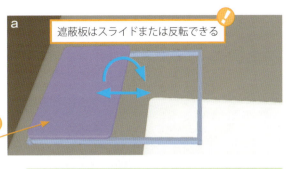

a 遮蔽板はスライドまたは反転できる

鉛などX線を遮蔽できる素材

1. 手正面像を撮影

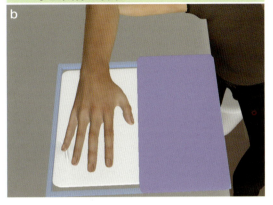

b

2. 遮蔽板を移動して手斜位像を撮影

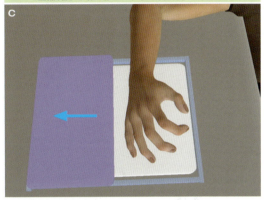

c

スポンジ・ブロック

体位を保持するため

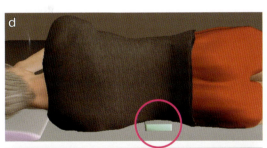

d

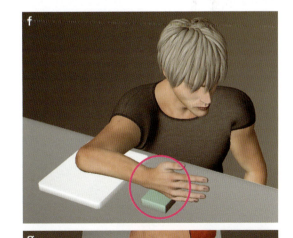

f

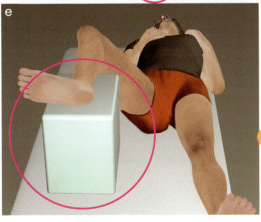

e

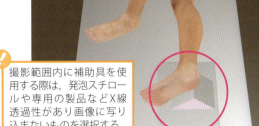

g

撮影範囲内に補助具を使用する際は，発泡スチロールや専用の製品などX線透過性があり画像に写り込まないものを選択する

撮影準備 # 解剖学的正位① : 全身

解剖学的正位（anatomical position）
手掌を正面に向けて立った姿勢

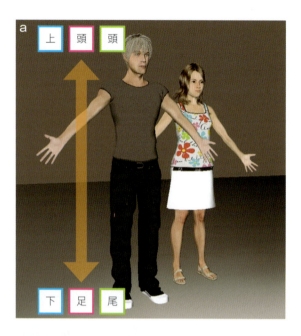

上 : superior
下 : inferior

頭 : head
足 : feet

頭 : cranial
尾 : caudal

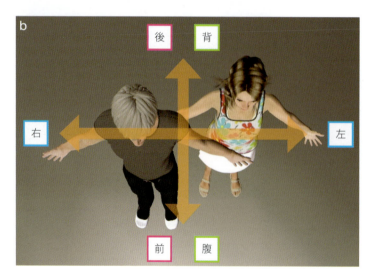

右 : right
左 : left

前 : anterior
後 : posterior

腹 : ventral
背 : dorsal

【例】A-P方向＝前→後方向
　　　P-A方向＝後→前方向
　　　R-L方向＝右→左方向

撮影準備　解剖学的正位② : 四肢

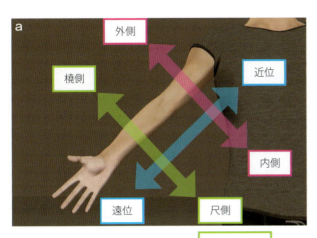

前腕
橈側：radial
尺側：ulnar

上肢の場合前後方向は解剖学的正位に基づく

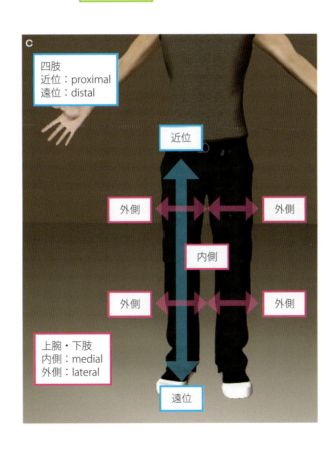

四肢
近位：proximal
遠位：distal

上腕・下肢
内側：medial
外側：lateral

撮影準備　X線入射方向に対する体位

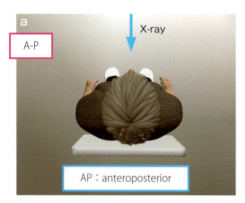

a　A-P　X-ray
AP：anteroposterior

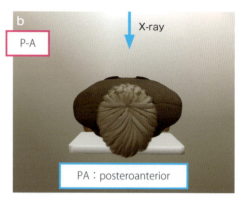

b　P-A　X-ray
PA：posteroanterior

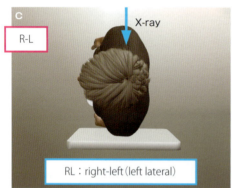

c　R-L　X-ray
RL：right-left（left lateral）

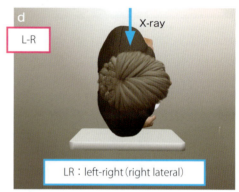

d　L-R　X-ray
LR：left-right（right lateral）

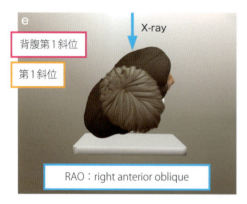

e　背腹第1斜位　第1斜位　X-ray
RAO：right anterior oblique

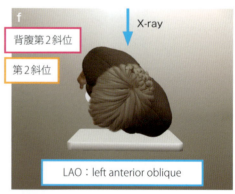

f　背腹第2斜位　第2斜位　X-ray
LAO：left anterior oblique

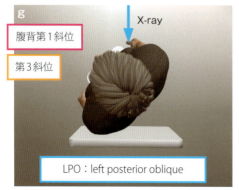

g　腹背第1斜位　第3斜位　X-ray
LPO：left posterior oblique

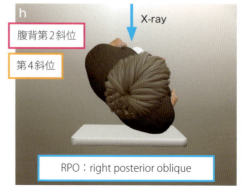

h　腹背第2斜位　第4斜位　X-ray
RPO：right posterior oblique

運動方向に関する用語①

撮影準備

前腕

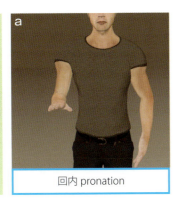
a 回内 pronation

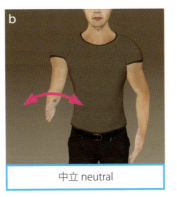
b 中立 neutral

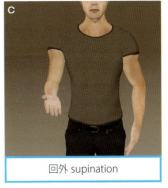
c 回外 supination

上腕

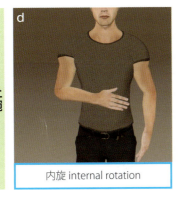
d 内旋 internal rotation

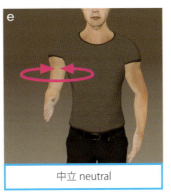
e 中立 neutral

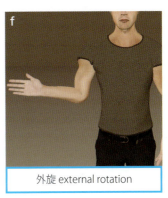
f 外旋 external rotation

上肢

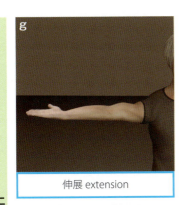
g 伸展 extension

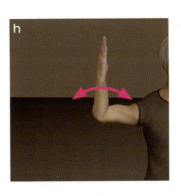
h

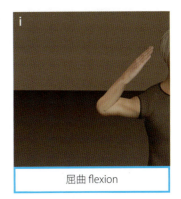
i 屈曲 flexion

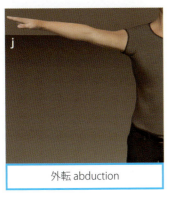
j 外転 abduction

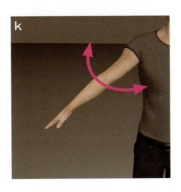
k

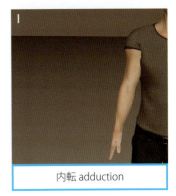
l 内転 adduction

撮影準備 **運動方向に関する用語②**

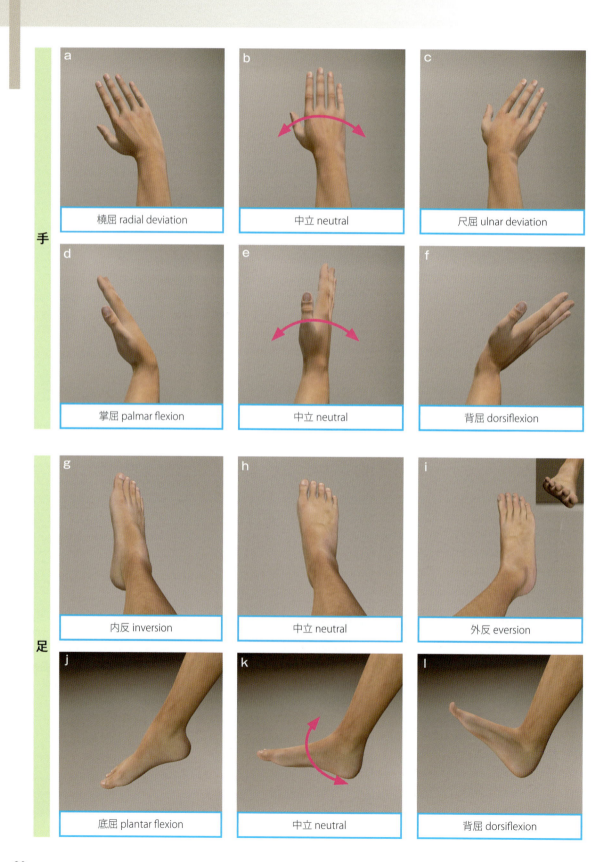

運動方向に関する用語③

撮影準備

下肢

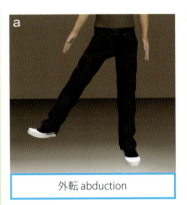
a 外転 abduction

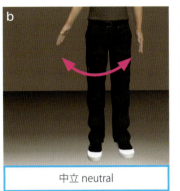
b 中立 neutral

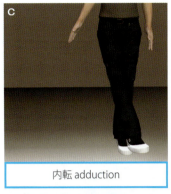
c 内転 adduction

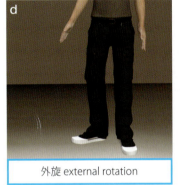
d 外旋 external rotation

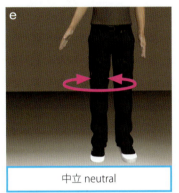
e 中立 neutral

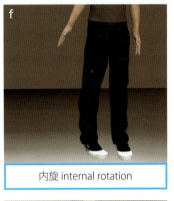
f 内旋 internal rotation

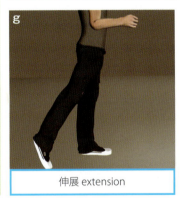
g 伸展 extension

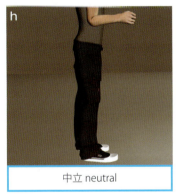
h 中立 neutral

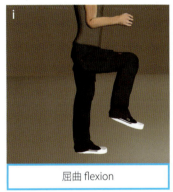
i 屈曲 flexion

頸部

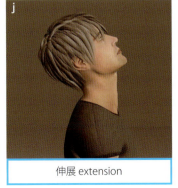
j 伸展 extension

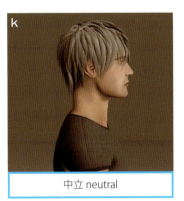
k 中立 neutral

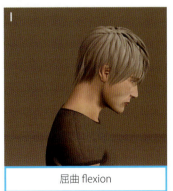
l 屈曲 flexion

29

| 撮影準備 | ポジショニングのためのメルクマール |

体表触知／識別構造と骨構造／レベルの目安

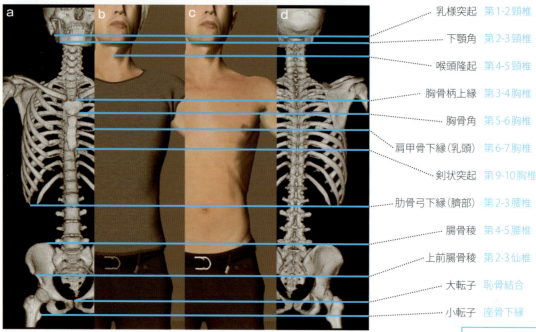

- 乳様突起 — 第1-2頸椎
- 下顎角 — 第2-3頸椎
- 喉頭隆起 — 第4-5頸椎
- 胸骨柄上縁 — 第3-4胸椎
- 胸骨角 — 第5-6胸椎
- 肩甲骨下縁（乳頭） — 第6-7胸椎
- 剣状突起 — 第9-10胸椎
- 肋骨弓下縁（臍部） — 第2-3腰椎
- 腸骨稜 — 第4-5腰椎
- 上前腸骨棘 — 第2-3仙椎
- 大転子 — 恥骨結合
- 小転子 — 座骨下縁

体格・骨格により若干の違いはある

| 撮影準備 | 頭部撮影基準線①：OML |

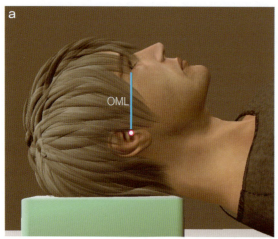

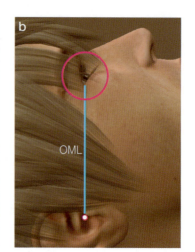

OM line＝眼窩中心（外眼角）と外耳孔を結ぶ眼窩耳孔線
（orbitomeatal line：OML）

撮影準備　頭部撮影基準線②：RBL，ARL

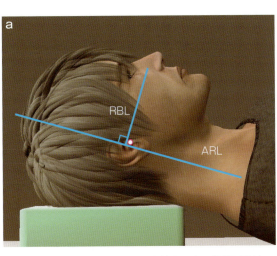
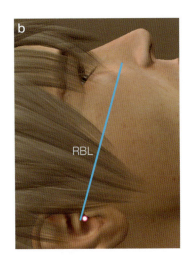

RB line＝眼窩下縁と外耳孔上縁を結ぶ眼窩下縁外耳孔線　＊OMLとは10°〜15°の角度差
（Reid's base line：RBL）

ほかのよび方
- ドイツ水平線（平面）
- フランクフルト線（平面）　：Frankfort horizontal line（plane）
- 解剖学的基準線：anatomical base line
- 人類学的基準線：anthropological base line
- 耳眼窩水平線：auriculoorbital line（infraorbitomeatal line：IOML）

> ドイツ平面・フランクフルト平面（脳幹にほぼ直交する断面）

AR line＝耳垂直線（RBLと直交し外耳孔中心を通る線）
（auricular line：ARL）

撮影準備　頭部撮影基準線③：AMLなど

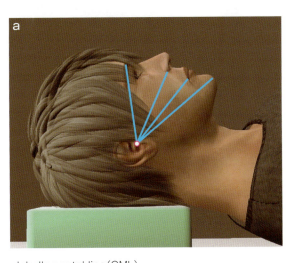
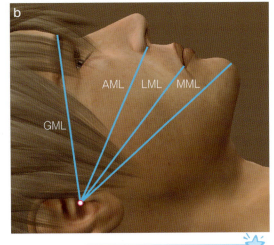

glabellomeatal line（GML）
acanthiomeatal line（AML）＝鼻聴道線　→カンペル平面 Camper plane
lips-meatal line（LML）
mentomeatal line（MML）

> glabella　：眉間
> acanthion　：上顎間縫合の前端にある頭骨計測点
> lip　：唇
> mental point　：下顎点

| 撮影準備 | # コミュニケーション①

被検者の検査室への呼び入れ

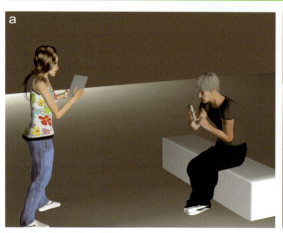
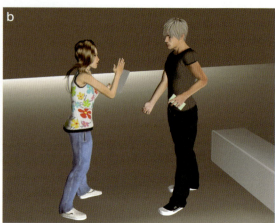

①[苗字][名前]さん(様)〜　フルネームで呼ぶ
- 視点を特定の人に置くと自分と思い立ち上がる方もいるので視線に注意する(被検者は自分の順番を今か今かと待っている)。

②こんにちは，[苗字][名前]さん(様)ですね？　フルネーム・生年月日を仰ってください。
- 同姓同名の被検者も多くいる。施設によっては【同姓同名あり】など伝票に表示が出る場合があるが，生年月日まで確かめるとより確実に本人確認をすることができる。
- 施設によってはIDカードを提示させたり，受付時の受付票記載の被検者ID番号を照合したり，受け取ったりもする。
- 呼び出しまで長く待たせた場合は，あいさつの後に「大変お待たせしました」とひと言付け加えよう。

③これから撮影の準備をします，(○番)撮影室にご案内します。
- 他の被検者がいる前で撮影内容の詳細を話さない。撮影室に案内してから詳細を説明/確認する。

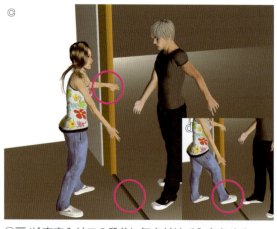
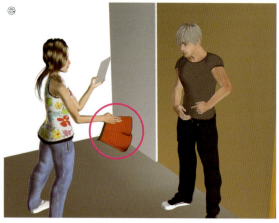

④扉/検査室入り口の段差に気を付けて入室させる
- X線撮影室の扉はとても重く，引き戸式の場合支えていないと自動的に閉じる方向へ戻るものもある。
- 扉の足元は可動式段差になっており，病院などバリアフリーの構造が多いなかでつまづいて転倒する恐れがあるので注意する(自ら扉を支え，可動部を踏み込んで検査室内部へ案内すると安全に誘導できる)。

⑤今日は○○の撮影です。○○が写ってしまうので，こちらの検査着に着替えていただきます。
- 四肢の場合，左右のどちらを撮影することになるかあらかじめ決まっているので左右や痛みのある場所を聞いておく。
  例)今日は右の大腿骨を2方向撮影します，診察を受けているのは右でよろしいですか？　どの辺が痛いですか？
- 検査着はさまざまなタイプのものがあるが，着替えなければならない理由も説明しよう。
  例)Tシャツのプリントが画像に写ってしまいますので…，厚い衣類は画像に写りこんでしまいますので…，など
- 上半身であればネックレス，頭部であれば義歯の装着やピアス/イヤリング/ヘアピンなどがついていないか確認する。

撮影準備 コミュニケーション②

ポジショニング

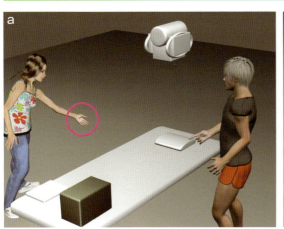 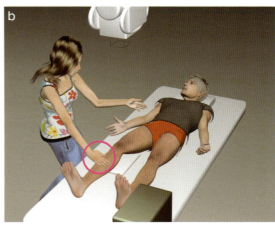

⑥それでは履物を脱いで，こちらを頭（足）にして仰向けに寝てください。
・できるだけ具体的に指示する。痛みなどでこちらの想定する体位がとれない場合はどこまではできるかを聞く。
⑦○○の正面の撮影をしますので位置を合わせていきます，○○を触りますね。
・いきなり触ったり，曲げたりするのは×，ポジショニングのために○○をするというのを明確に伝える。
例）フィルムを敷きますので足を少し持ち上げますよ…，中心を合わせますので膝のお皿を触りますよ…
・誘導の際などに明らかに痛みがあるとわかっている場合は，「触っていいですか？」「曲げることできますか？」など，ポジショニング行為の前にしっかり確認する。

撮影・検像・退室

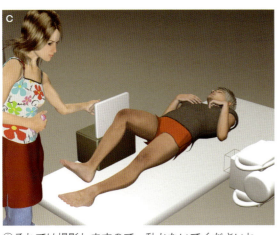 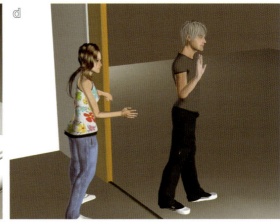

⑧それでは撮影しますので，動かないでくださいね。
・息止めが必要な部位では大きな声ではっきりと合図する。
⑨画像を確認しますので，楽にしてこの場でお待ちください。
・必要な画像が得られたか確認するまで待ってもらう。単に「画像を確認してきます。」との声かけだと撮影が済んだと思い，再撮影が必要な際にもう一度更衣をすることになる場合もある。
・小児の場合など寝台から転落や転倒の危険がある場合は，被検者を撮影室内に1人にしない（保護者・介助者を先に呼ぶ）。
⑩以上で撮影は終了です。○○に向かってください，お大事にしてください。
・検査後の検査着はどうするか，検査後の手続きの流れなどもしっかり説明する。撮影後会計を済まして帰宅する場合，撮影後他の部門（CT/MRIなど）に行く場合，撮影後診察室/病棟に戻る場合などさまざまである。無指示だと終了後ずっと撮影室の前に座っていたりする場合もあるので，しっかり次について聞いて伝えよう。

1章 頭部・頸部

副鼻腔正面撮影

頭部・頸部

■体位：腹臥位　■撮影方向：P-A方向　■撮影中心：鼻根部

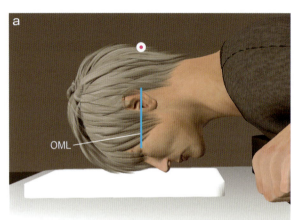

orbitomeatal line (OML)をカセッテと垂直にする

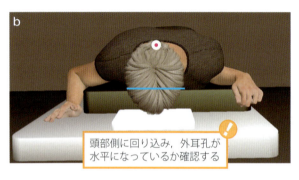

頭部側に回り込み，外耳孔が水平になっているか確認する

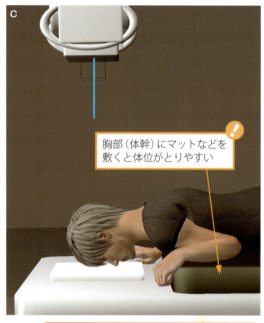

胸部（体幹）にマットなどを敷くと体位がとりやすい

 Point
- 撮影前：OMLがカセッテと垂直になっているか確認する
- 撮影後：内耳道が眼窩内に投影されているか確認する

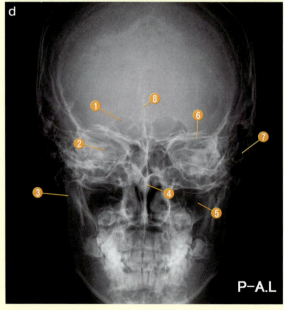

副鼻腔正面撮影　正常像

① 前頭洞　frontal sinus
② 内耳道　internal acoustic meatus
③ 下顎骨　mandible
④ 鼻中隔　nasal septum
⑤ 上顎洞　maxillary sinus
⑥ 眼窩　orbit
⑦ 乳突蜂巣　mastoid air cells
⑧ 前頭稜　frontal crest

撮影時データ
管電圧　　：80 kV
管電流　　：250 mA
撮影時間　：80 ms
電流時間積：20 mAs
グリッド（+）
SID　　　：100 cm

副鼻腔 Caldwell（コールドウェル）法撮影

■体位：腹臥位　■撮影方向：P-A方向　■撮影中心：鼻根部

副鼻腔正面と比べた特徴
- 前頭洞が広く観察できる
- 前頭洞・篩骨洞・上顎洞が分離描出できる

副鼻腔正面と比較し画像上異なる点
1. 眼窩が円形に描出
2. 蝶形骨小翼が眼窩中央部に描出

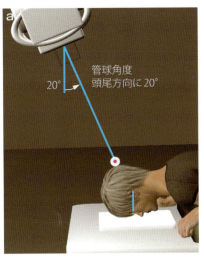

OMLをカセッテと垂直にする

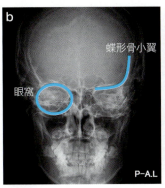

副鼻腔正面撮影

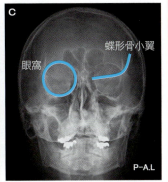

コールドウェル法

Point
- 撮影前：OMLがカセッテと垂直になっているか確認する
- 撮影後：蝶形骨小翼が眼窩内に投影されているか確認する

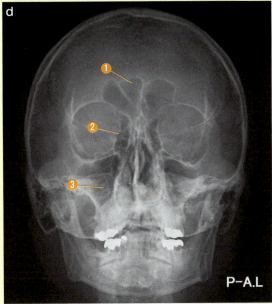

副鼻腔コールドウェル法撮影　正常像

① 前頭洞 frontal sinus
② 篩骨洞 ethmoid sinus
③ 上顎洞 maxillary sinus

撮影時データ
管電圧　　：75kV
管電流　　：250mA
撮影時間　：80ms
電流時間積：20mAs
グリッド（+）
SID　　　：100cm

頭部・頸部 副鼻腔 Waters（ウォーターズ）法撮影 ①

■体位：腹臥位　■撮影方向：P-A方向　■撮影中心：鼻柱基部

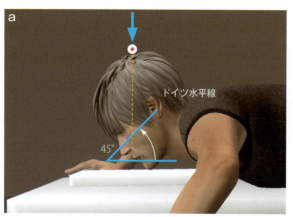

a 下顎をカセッテに付け ドイツ水平線 とカセッテが 45° になる角度

c 被検者頭部に回り込み，左右外耳孔が水平か確認する

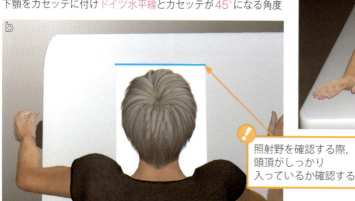

b 照射野を確認する際，頭頂がしっかり入っているか確認する

Point 頭部角度および位置に注意しポジショニングする

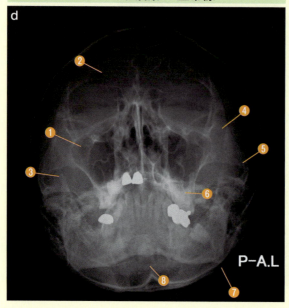

d 副鼻腔ウォータース法撮影　正常像

① 上顎洞　maxillary sinus
② 前頭洞　frontal sinus
③ 筋突起　coronoid process
④ 蝶形骨大翼　greater wing of sphenoid bone
⑤ 頬骨　zygomatic bone
⑥ 上顎骨　maxillary bone
⑦ 下顎角　mandibular angle
⑧ 歯突起　odontoid process

撮影時データ
管電圧　　：90 kV
管電流　　：250 mA
撮影時間　：120 ms
電流時間積：30 mAs
グリッド（＋）
SID　　　：100 cm

副鼻腔 Waters 法撮影②：適正角度

> **Point**
> ウォータース法の適正角度
> ● 画像上の下顎角の位置を確認する
> ● 下顎骨が後頭骨と重なっていない場合は顎を引きすぎた状態

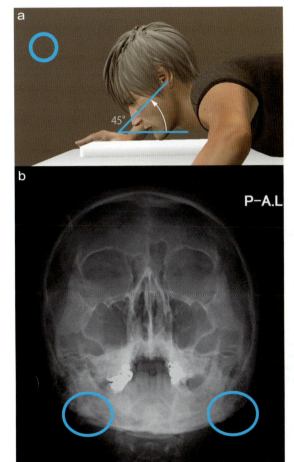
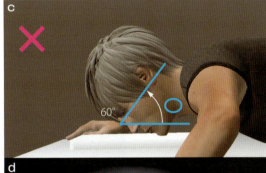
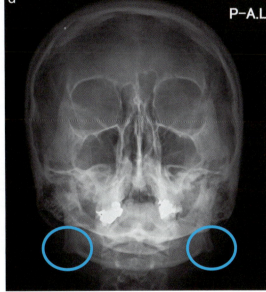

後頭骨と下顎角がほぼ重なっている

後頭骨と下顎角が重なっていない

頭部・頸部 蝶形骨周囲骨構造と副鼻腔X線画像の関係

後頭部（CT画像　VR処理）

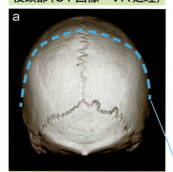

頭蓋骨（後方から）

副鼻腔正面撮影

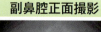
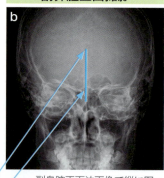

副鼻腔正面法画像で縦に写っている線は前頭稜や鶏冠

後方から観察した蝶形骨周囲骨構造（CT画像　VR処理）

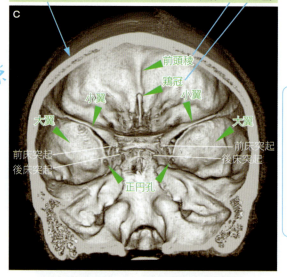

副鼻腔X線撮影ではこれら蝶形骨周囲骨構造が副鼻腔内に投影されるため、撮影角度によって写り込む骨構造が異なるのがわかる

ラベル：前頭稜、鶏冠、小翼、大翼、前床突起、後床突起、正円孔

VR：volume rendering
- 薄いスライスの横断像を積み重ねて表現する、3次元可視化手法の1つ
- 色や不透過度を調整し奥行きをもった立体表示が可能となる
- 高性能GPU（Graphics Processing Unit）を搭載した専用のワークステーションで処理される

副鼻腔コールドウェル法撮影

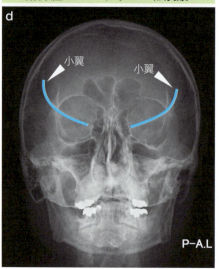

コールドウェル法での画像判断目安のひとつである蝶形骨小翼は、構造上眼窩上縁レベルに位置するため、副鼻腔正面撮影では眼窩上縁と重なる。コールドウェル法は頭尾方向からX線が入射されるため、眼窩内に小翼が写り込むのが骨構造から理解できる

コールドウェル法画像で眼窩に写っている線は蝶形骨小翼

副鼻腔炎

副鼻腔正面撮影・ウォータース法撮影　正常と副鼻腔炎の比較

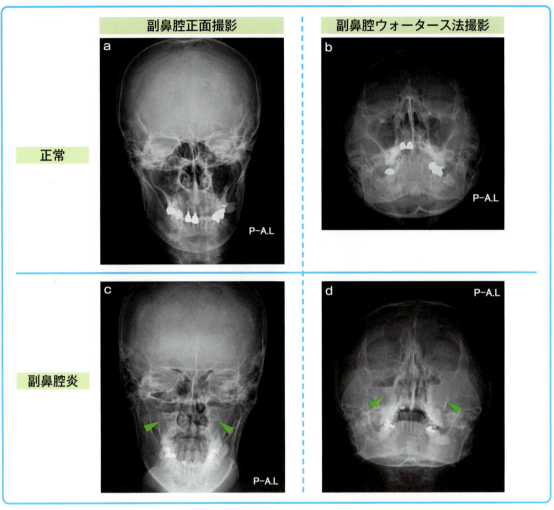

副鼻腔炎の被検者画像では，副鼻腔正面撮影・ウォータース法撮影ともに上顎洞の含気が消失しており，画像上白く描出されているのが確認できる。
下のCT画像で詳細を見てみると，X線画像ではっきり確認できなかった篩骨洞や左蝶形骨洞にも液貯留が確認できる

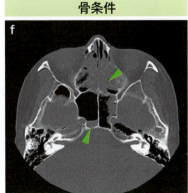

両側上顎洞や篩骨洞，左蝶形骨洞の一部に液貯留を認める

頭部・頸部 視神経管撮影①

■体位：腹臥位　■撮影方向：P-A方向　■撮影中心：眼窩外下縁

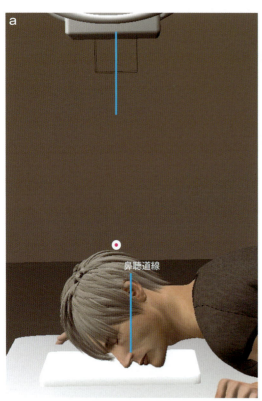

鼻聴道線(AML)をカセッテと垂直にする

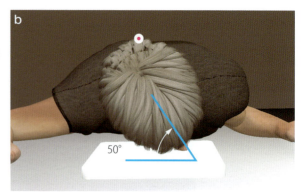

Point
検側の眼窩外側がカセッテ中央にくるように配置する

頭部適正角度や鼻聴道線調整に気をとられて中央位置がずれないように注意する

最初に鼻聴道線を合わせて基準軸を固定してから、頭部の適正角度を調整すると微調整が容易となる

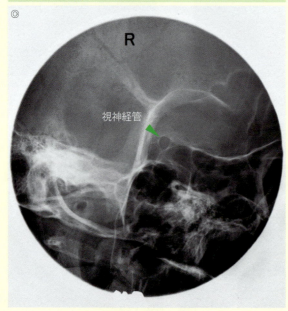

視神経管撮影　正常像

撮影時データ
- 管電圧　　：75kV
- 管電流　　：250mA
- 撮影時間　：50ms
- 電流時間積：12.5mAs
- グリッド(+)
- SID　　　：100cm

頭部・頸部 視神経管撮影② ：頭部適正角度

- 視神経管を眼窩の部分に描出するためには頭部適正角度に注意
- 横を向きすぎないようにする

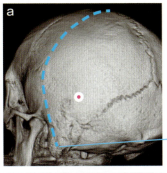

a 頭蓋骨（左後方から）

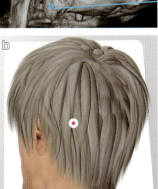

b 右視神経管撮影時

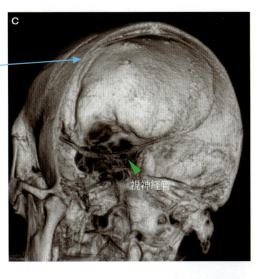

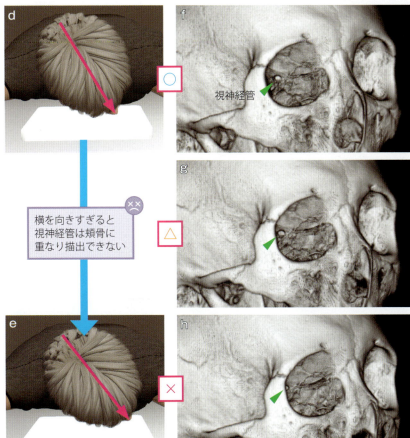

横を向きすぎると視神経管は頬骨に重なり描出できない

側頭骨 Stenvers 法撮影

頭部・頸部

■体位：腹臥位　　■撮影方向：P-A方向
■撮影中心：非検側の外耳孔と外後頭隆起を結ぶ線上，非検側外耳孔より6cm

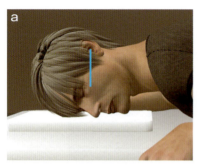
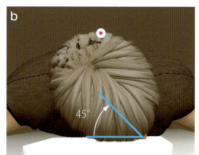

a　ドイツ水平線をカセッテと垂直にする

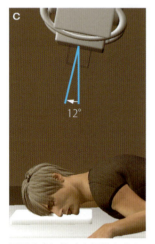

c　尾頭方向に管球を傾斜させる

Point
ドイツ水平線・頭部角度・管球角度の3点を確認して撮影する

!　最初にドイツ水平線を合わせて基準軸を固定してから，頭部角度を調整すると微調整が容易となる

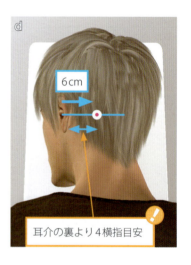

!　耳介の裏より4横指目安

側頭骨ステンバース法撮影　正常像

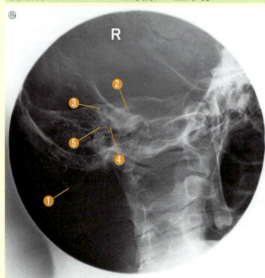

① 乳様突起　mastoid process
② 内耳道　internal acoustic meatus
③ 前半規管　anterior semicircular canal
④ 前庭　vestibule
⑤ 外側半規管　lateral semicircular canal

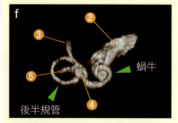

f　MR画像から作成
蝸牛／後半規管

撮影時データ　管電圧：77kV，管電流：100mA，撮影時間：160ms，電流時間積：16mAs，グリッド（＋），SID：100cm

側頭骨 Shüller 法撮影

頭部・頸部

- **体位**：腹臥位/側臥位
- **撮影方向**：R-L または L-R方向
- **撮影中心**：検側外耳孔に向けて入射（非検側耳介上縁より2横指上方）

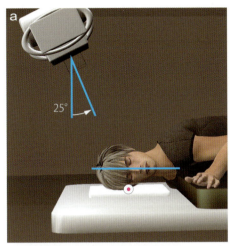

a

正中矢状面をカセッテと水平にする

b

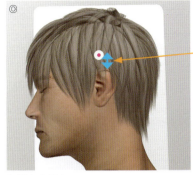

c

非検側耳介上縁より2横指上方

入射点の目安

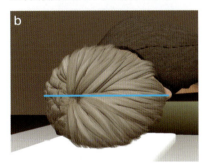

Point
検側の外耳孔がカセッテ中央部にくるように配置する

シュラー法での撮影は，外耳道や乳突蜂巣の観察に加え，顎関節の評価にも使用される．（→67〜68ページ「顎関節開口/閉口撮影」参照）

側頭骨シュラー法撮影　正常像

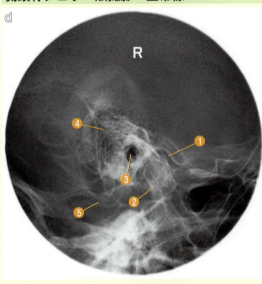

d

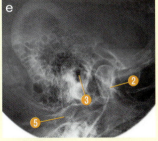

e
別の被検者

① 顎関節 temporomandibular joint
② 下顎骨 mandible
③ 外耳道 external acoustic meatus
④ 乳突蜂巣 mastoid air cells
⑤ 乳様突起 mastoid process

撮影時データ　管電圧：77kV，管電流：100mA，撮影時間：160ms，電流時間積：16mAs，グリッド（+），SID：100cm

中耳炎

同一被検者のシュラー法およびステンバース法撮影での画像

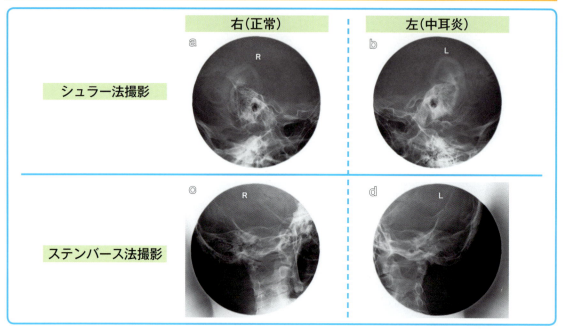

ステンバース法では左右の画像の違いがわからないが，シュラー法で左の側頭骨の含気が右に比べ少ないことが観察できる（左外耳道周辺の側頭骨が白く描出されている）

同一被検者のシュラー法とCT・MR画像との比較

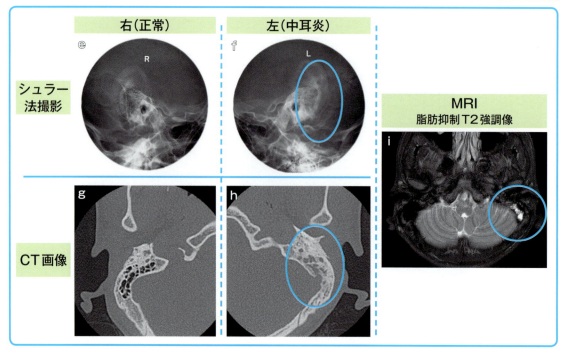

シュラー法とCT・MRIを比較すると，CTにおいて左側頭骨の左側頭骨乳突蜂巣の含気が消失していることがわかる．MRIにおいて，左側頭骨乳突蜂巣に炎症を示す高信号を認める

頭部側面撮影

- **体位**：仰臥位
- **撮影方向**：R-LまたはL-R方向
- **撮影中心**：トルコ鞍部（外耳孔より2cm頭側＆2cm上側）

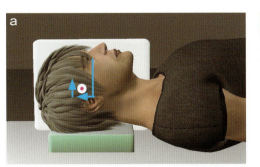

ドイツ水平線を寝台と垂直にする

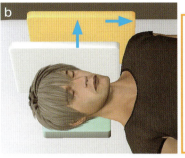

首や肩の形状によってはカセッテを側頭部に当てて撮影しようとした場合，下顎が欠けてしまう場合がある。少し距離を空けることでカセッテを足側に移動させ下顎を含めることができる（ただし拡大注意）

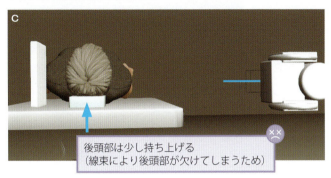

後頭部は少し持ち上げる
（線束により後頭部が欠けてしまうため）

Point　下顎から頭頂まで撮影範囲に含める

照射野ランプからの投影光を確認し，下顎および頭頂がカセッテに投影されていることで範囲をあらかじめ確認することができる

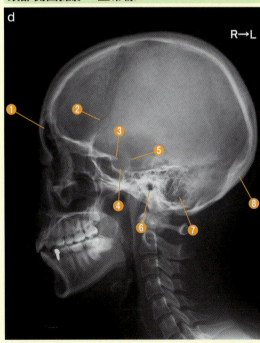

頭部側面撮影　正常像

① 前頭洞　frontal sinus
② 冠状縫合　coronal suture
③ 前床突起　anterior clinoid process
④ トルコ鞍　sella turcica
⑤ 後床突起　posterior clinoid process
⑥ 外耳道　external acoustic meatus
⑦ 乳突蜂巣　mastoid air cells
⑧ 後頭隆起　occipital protuberance

撮影時データ
- 管電圧　：70kV
- 管電流　：250mA
- 撮影時間　：80ms
- 電流時間積：20mAs
- グリッド（＋）
- SID　：100cm

頭部・頸部　頭部正面撮影

■体位：仰臥位　　■撮影方向：A-P方向　　■撮影中心：眉間

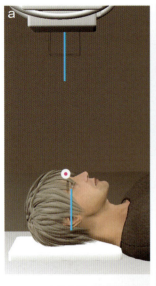
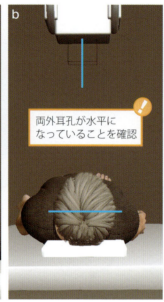
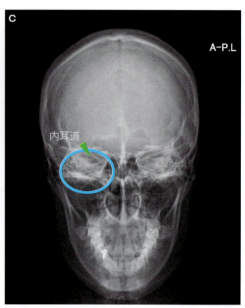

a　OMLをカセッテと垂直にする

b　両外耳孔が水平になっていることを確認する

c　眼窩内に内耳道が描出されていることを確認する

Point
- 撮影前：OMLがカセッテと垂直になっているか確認する
- 撮影後：内耳道が眼窩内に投影されているか確認する

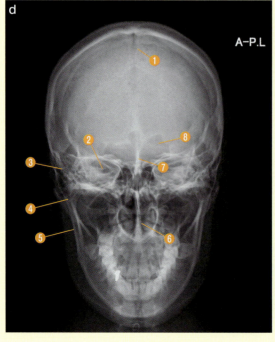

頭部正面撮影　正常像

① 矢状縫合　sagittal suture
② 内耳道　internal acoustic meatus
③ 乳突蜂巣　mastoid air cells
④ 乳様突起　mastoid process
⑤ 下顎骨　mandible
⑥ 鼻中隔　nasal septum
⑦ 鶏冠　crista galli
⑧ 前頭洞　frontal sinus

撮影時データ
- 管電圧　：70kV
- 管電流　：250mA
- 撮影時間：80ms
- 電流時間積：20mAs
- グリッド(+)
- SID　　：100cm

頭部Towne法撮影（タウン）

- ■体位：仰臥位
- ■撮影方向：頭尾方向
- ■撮影中心：両外耳孔を結んだ線へ入射

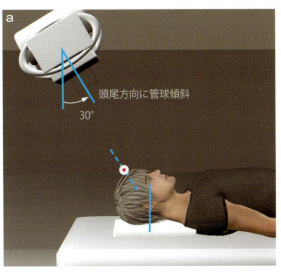

a　OMLをカセッテと垂直にする

頭尾方向に管球傾斜　30°

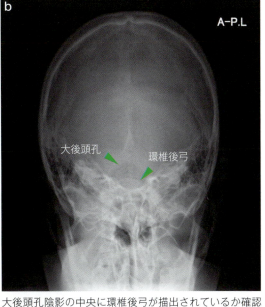

b　大後頭孔陰影の中央に環椎後弓が描出されているか確認する

大後頭孔　環椎後弓

Point
管球角度によって足側へ投影されるため，頭頂部とフィルム上端位置を揃えて配置すると適切な画像が得られる

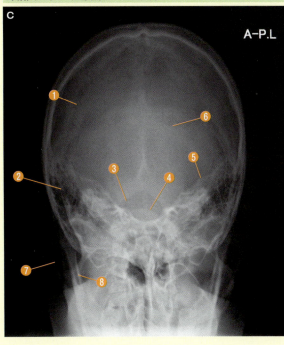

c　頭部タウン法撮影　正常像

① ラムダ縫合　lambdoid suture
② 乳突蜂巣　mastoid air cells
③ 大後頭孔　foramen magnum
④ 環椎後弓　posterior arch of atlas
⑤ 錐体稜　petrous ridge
⑥ 後頭骨　occipital bone
⑦ 頬骨弓　zygomatic arch
⑧ 下顎骨　mandible

撮影時データ
管電圧　：80kV
管電流　：250mA
撮影時間：120ms
電流時間積：30mAs
グリッド（+）
SID　　：100cm

頭部・頸部　頬骨軸位撮影

■体位：仰臥位　　■撮影方向：尾頭方向　　■撮影中心：両下顎角を結んだ中心

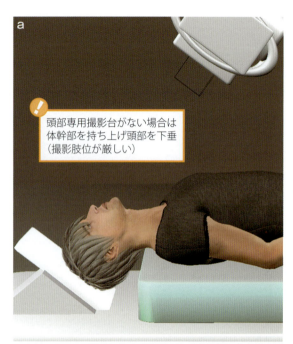

! 頭部専用撮影台がない場合は体幹部を持ち上げ頭部を下垂（撮影肢位が厳しい）

カセットと管球は垂直にする

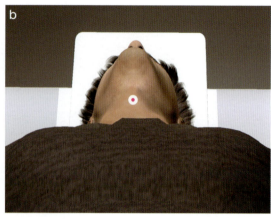

Point 照射野ランプからの投影光で下顎（オトガイ）がカセットに投影されていることを確認する

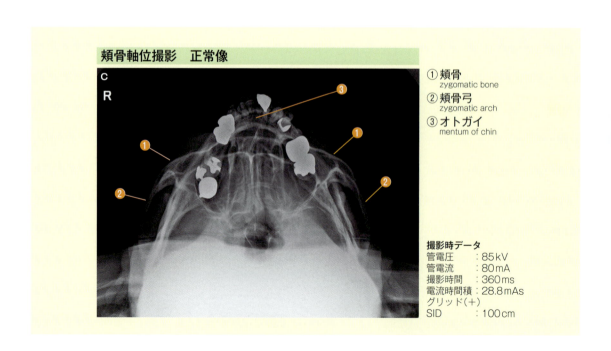

頬骨軸位撮影　正常像

① 頬骨 zygomatic bone
② 頬骨弓 zygomatic arch
③ オトガイ mentum of chin

撮影時データ
管電圧　　：85 kV
管電流　　：80 mA
撮影時間　：360 ms
電流時間積：28.8 mAs
グリッド（+）
SID　　　：100 cm

頸部正面撮影

- ■体位：立位/座位
- ■撮影方向：A-P方向
- ■撮影中心：咽頭隆起（第4頸椎）

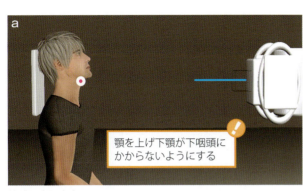

管球は水平方向

顎を上げ下顎が下咽頭にかからないようにする

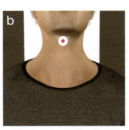

- 喉頭正面撮影の場合は管電圧を高圧にする（120〜150kV）
- 喉頭の場合は発声させながら撮影する

Point 下顎を十分に挙上させて後頭部をカセッテに付ける

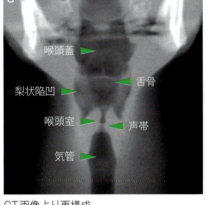

喉頭蓋・舌骨・梨状陥凹・喉頭室・声帯・気管

CT画像より再構成

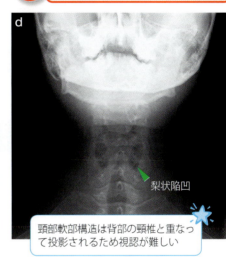

梨状陥凹

頸部軟部構造は背部の頸椎と重なって投影されるため視認が難しい

頸部正面撮影　正常像

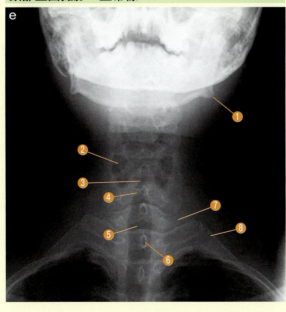

① 下顎角　mandibular angle
② 梨状陥凹　piriform sinus
③ 喉頭室　laryngeal ventricle
④ 声帯　vocal cord
⑤ 気管　trachea
⑥ 棘突起　spinous process
⑦ 横突起　transverse process
⑧ 第1肋骨　rib #1

撮影時データ
管電圧　：40kV
管電流　：200mA
撮影時間　：160ms
電流時間積　：32mAs
グリッド（−）
SID　：100cm

頭部・頸部

頸部側面撮影①

■体位：立位/座位　　■撮影方向：R-L方向　　■撮影中心：咽頭隆起（第4頸椎）

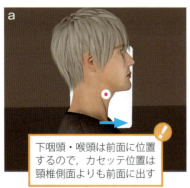

a

下咽頭・喉頭は前面に位置するので，カセッテ位置は頸椎側面よりも前面に出す

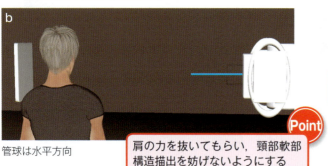

b

管球は水平方向

Point
肩の力を抜いてもらい，頸部軟部構造描出を妨げないようにする

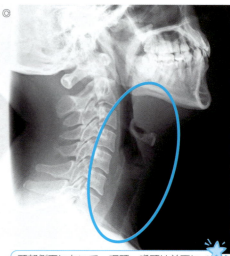

c

頸部側面において，咽頭・喉頭は前面に位置する。ポジショニングの際は意識して画像中心に投影できるようにする

軟線撮影

- 25〜40 kVの低管電圧によって発生する比較的透過能力の低いX線による撮影
- 組織での吸収差が大きくなり，被写体コントラストの低い軟部組織（乳房，喉頭，甲状腺，アキレス腱など）が撮影対象となる

頸部側面撮影（軟線撮影）
撮影管電圧：40 kV

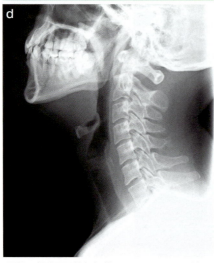

d

咽頭・喉頭周囲軟部組織のコントラストが高い

頸部側面撮影（通常）
撮影管電圧：80 kV

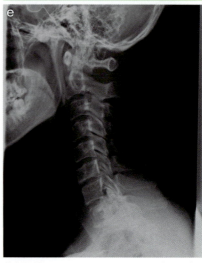

e

軟部組織のコントラストはほとんどない（頸椎描出目的）

頸部側面撮影②

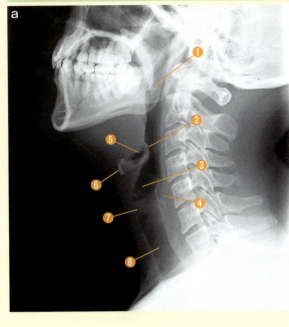

頸部側面撮影　正常像

① 口蓋垂 uvula
② 喉頭蓋 epiglottis
③ 喉頭 larynx
④ 食道 esophagus
⑤ 喉頭蓋谷 epiglottic vallecula
⑥ 舌骨 hyoid bone
⑦ 声帯 vocal cord
⑧ 気管 trachea

撮影時データ
管電圧	: 40kV
管電流	: 200mA
撮影時間	: 160ms
電流時間積	: 32mAs
グリッド	(−)
SID	: 100cm

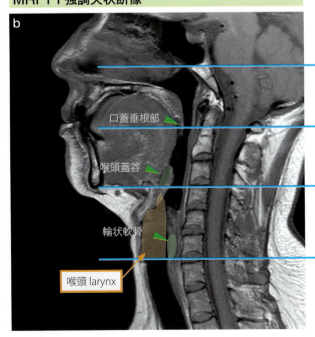

MRI T1強調矢状断像

上/中/下咽頭区分

後鼻孔〜口蓋垂根部
上咽頭 nasopharynx

口蓋垂根部〜喉頭蓋谷
中咽頭 oropharynx

喉頭蓋谷〜輪状軟骨下縁
下咽頭 hypopharynx

・下咽頭より下は食道

頭部・頸部　急性喉頭蓋炎

> 喉頭や喉頭蓋に浮腫状の肥厚を認める

頸部軟線撮影　正面像
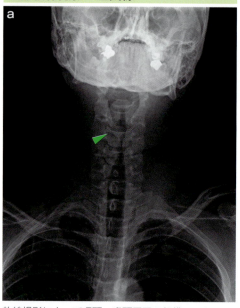

頸部軟線撮影　側面像
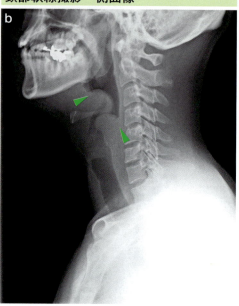

軟線撮影によって咽頭・喉頭周囲の組織コントラストが高まっている。
正面像では背側の頸椎によって観察しづらいが、炎症による下咽頭部の肥大が確認できる（図a：▶）。
側面像では喉頭蓋と下咽頭の炎症による肥大がはっきりと確認できる（図b：▶）。

CT 軸位断像
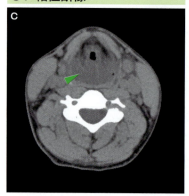

CTの軸位断像では前後左右方向の腫大の程度が確認できる（▶）。

CT MPR-矢状断像
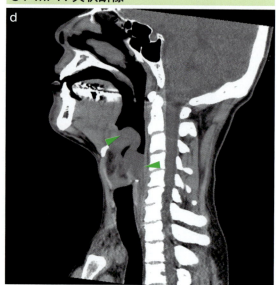

CTのMPR-矢状断像では、軟線撮影側面像と同部位に炎症による肥大が確認できる（▶）。

歯科撮影

歯の名称と記載法

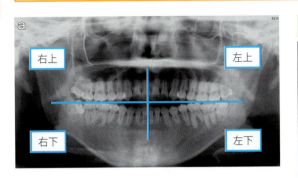

歯式

永久歯

右上																左上
	8	7	6	5	4	3	2	1	1	2	3	4	5	6	7	8
	8	7	6	5	4	3	2	1	1	2	3	4	5	6	7	8
右下																左下

乳歯

右上											左上
	E	D	C	B	A	A	B	C	D	E	
	E	D	C	B	A	A	B	C	D	E	
右下											左下

●永久歯

前歯（ゼンシ）	小臼歯（ショウキュウシ）	大臼歯（ダイキュウシ）
1番から3番	4番と5番	6番から8番
1番：中切歯	4番：第一小臼歯	6番：第一大臼歯（6歳臼歯）
2番：側切歯	5番：第二小臼歯	7番：第二大臼歯（12歳臼歯）
3番：犬歯		8番：第三大臼歯（智歯，親知らず）

●乳歯

A：乳中切歯
B：乳側切歯
C：乳犬歯
D：第一乳臼歯
E：第二乳臼歯

例
- 7| ＝右下第二臼歯
- |23 ＝左上側切歯と犬歯
- 1|1 ＝下顎両中切歯

歯科撮影の種類

歯科撮影
- 口内撮影法（口内法）
  - デンタル撮影
    - 二等分法
    - 平行法
    - 交翼法(c)
    - 咬合法（オクルーザル）(d)
- 口外撮影法（口外法）
  - パノラマ撮影
    - オルソパントモグラフィ(e)
  - 頭部規格撮影
    - セファログラフィ(f)

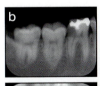
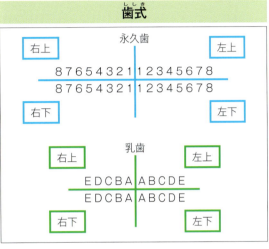
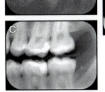
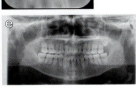
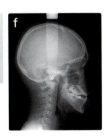

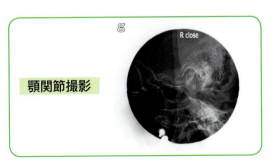

顎関節撮影

頭部・頸部

歯科撮影 - 口内撮影法（口内法）

■体位：座位　■撮影方向：口外-口内方向

上顎歯列撮影の場合

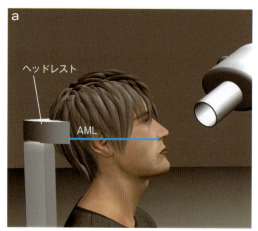

a

acanthiomeatal line（AML，鼻聴道線）
ヘッドレストは後頭部が当たるように調節し，AMLを水平にする

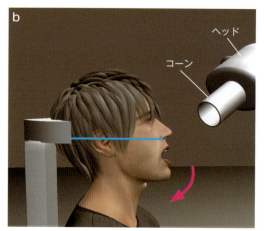

b

開口時は下顎を下げてフィルムを挿入する

下顎歯列撮影の場合

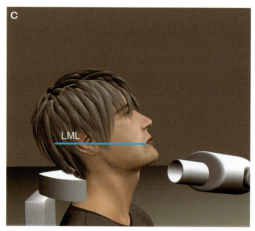

c

lips-meatal line（LML，口角耳珠線）
ヘッドレストは後頭部が当たるように調節し，LMLを水平にする
（後頭隆起が軽くヘッドレストに載る程度）

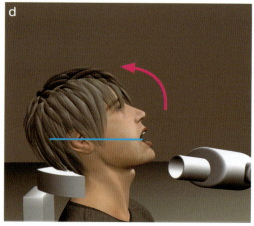

d

開口時は下顎を保持できるよう上顎を上げてフィルムを挿入する

歯科撮影-二等分法①

Point
- 臨床で最も多く用いられている方法
- 歯軸とフィルムのなす角の二等分線に垂直にX線を入射させる方法
- X線写真は歯の長さを正確に表現できていない
- 入射角度を間違えば根尖がフィルムからはみ出してしまう

上顎歯列の場合	下顎歯列の場合
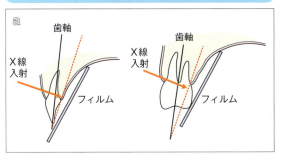	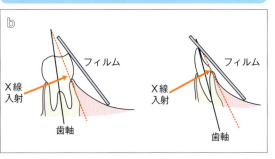

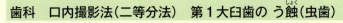

歯科　口内撮影法（二等分法）　第1大臼歯の う蝕（虫歯）

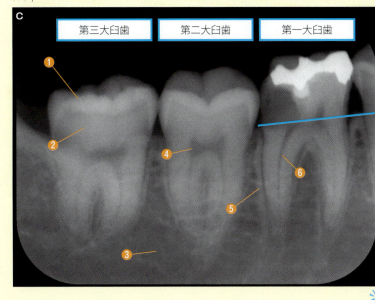

① エナメル質 enamel
② 象牙質 dentin
③ 歯槽骨 alveolar bone
④ 歯髄 dental pulp
⑤ 歯槽硬線 alveolar hard line
⑥ 根管 root canal
⑦ 歯冠 tooth crown
⑧ 歯根 tooth root

撮影時データ
管電圧　　：70kV
管電流　　：7mA
撮影時間　：0.2s
電流時間積：1.4mAs

代表的な根管数　87654321　87654321　＊複数パターンあり
　　　　　　　　＊3311111　＊3322111

頭部・頸部 歯科撮影 - 二等分法 ② : 上顎歯列

■体位：座位　■撮影方向：口外-口内方向　■撮影中心：フィルム中心

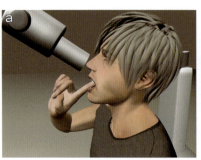
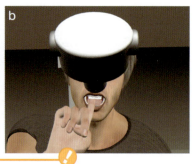
どちらの指で保持しても可
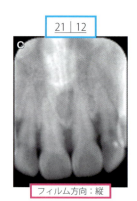
21 | 12
フィルム方向：縦

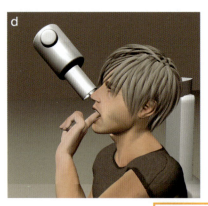
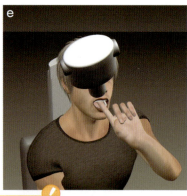
撮影と逆の指で保持
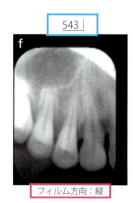
543 |
フィルム方向：縦

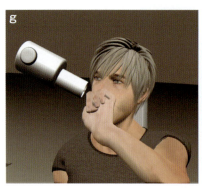
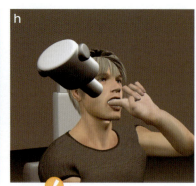
撮影と逆の指で保持
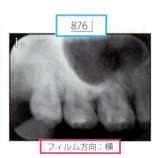
876 |
フィルム方向：横

Point
複数撮影する場合は，嘔吐反射を避けるため，前歯から臼歯の順に撮影する（上下ある場合は上顎歯列から撮影する）

歯科撮影 - 二等分法 ③ ：下顎歯列

頭部・頸部

■体位：座位　　■撮影方向：口外-口内方向　　■撮影中心：フィルム中心

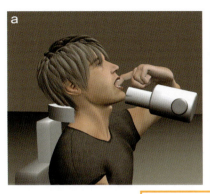
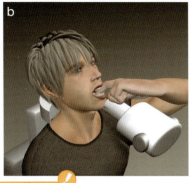

どちらの指で保持しても可

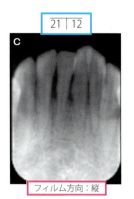

21│12

フィルム方向：縦

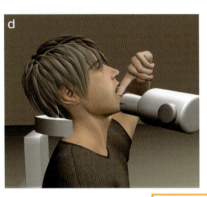
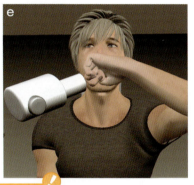

撮影と逆の指で保持

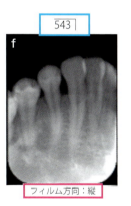

543│

フィルム方向：縦

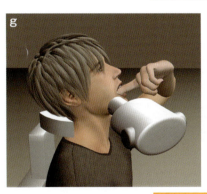
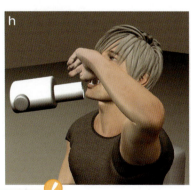

撮影と逆の指で保持

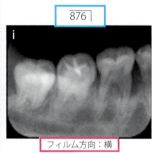

876│

フィルム方向：横

> **Point**
> 指によるフィルムの固定は，力で押し付けるのではなく
> あくまでも保持するために指を添えてもらう程度に指示する

歯科撮影 - 平行法

頭部・頸部

■**体位**：座位　■**撮影方向**：口外-口内方向　■**撮影中心**：フィルム中心

> **Point**
> 歯軸とフィルムを平行に保持し、主線を歯軸に垂直に照射する方法

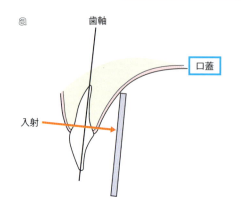

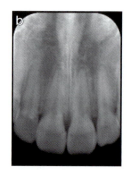

口蓋や口底の高さによって根尖部まで入らない場合がある

フィルムの平行保持が難しいため「インジケーター」とよばれる撮影補助具を用いる場合がある

撮影時データ
管電圧　　：70kV
管電流　　：7mA
撮影時間　：0.16s
電流時間積：1.12mAs

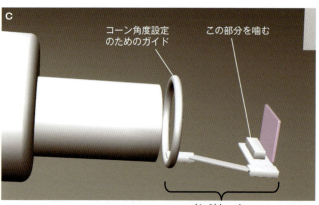

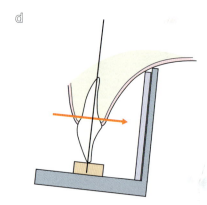

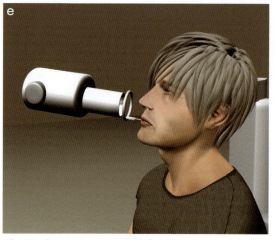

ガイドに合わせて、コーンを近づける

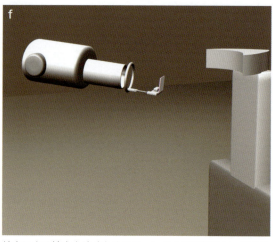

線束による拡大を防ぐためにコーンからの距離をとってある

歯科撮影 - 咬翼法

- **体位**：座位
- **撮影方向**：口外-口内方向
- **撮影中心**：フィルム中心

> **Point**
> - フィルム中央に取り付けられた咬翼部を噛んで撮影する
> - 上下臼歯隣接部のう蝕や咬合状態の観察に適している

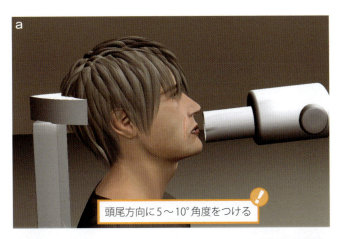

頭尾方向に5〜10°角度をつける

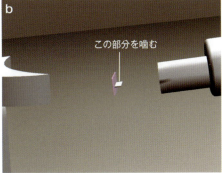

この部分を噛む

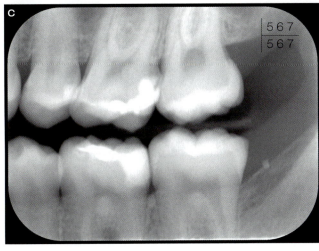

撮影時データ
- 管電圧 ：70kV
- 管電流 ：7mA
- 撮影時間 ：0.25s
- 電流時間積：1.75mAs

| 頭部・頸部 | # 歯科撮影 - 咬合法 |

■**体位**：座位　　■**撮影方向**：頭尾方向または尾頭方向　　■**撮影中心**：フィルム中心

> **Point**
> - オクルーザルともいう（occlusal：咬合）
> - 埋伏歯や口蓋裂（上顎）・唾石（下顎）の観察に適している

上顎オクルーザル

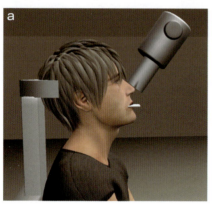

AMLに対して50〜60°頭尾方向に角度をつける

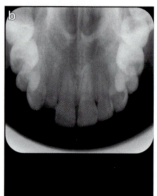

撮影時データ
管電圧　　：70kV
管電流　　：7mA
撮影時間　：0.6s
電流時間積：4.2mAs

下顎オクルーザル

下顎弓観察の場合

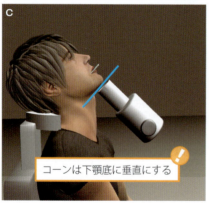

⚠ コーンは下顎底に垂直にする

ヘッドレストにしっかり後頭部が載るように高さを調節する

下顎切歯部観察の場合

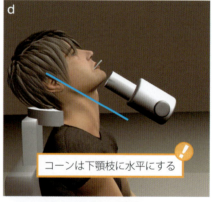

⚠ コーンは下顎枝に水平にする

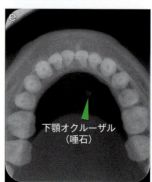

下顎オクルーザル（唾石）

撮影時データ
管電圧　　：70kV
管電流　　：7mA
撮影時間　：0.6s
電流時間積：4.2mAs

歯科撮影-10枚法

- ■体位：座位
- ■撮影方向：口外-口内方向
- ■撮影中心：フィルム中心

Point デンタルフィルム10枚で上下左右1～8番まで撮影する方法

a

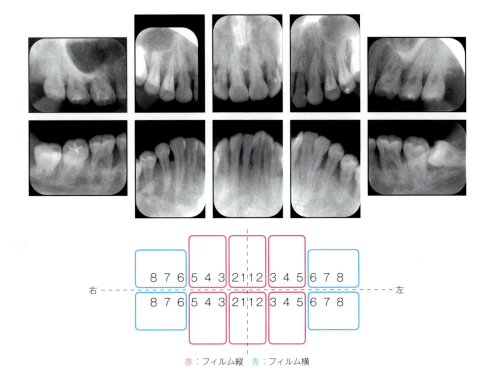

赤：フィルム縦　青：フィルム横

b 歯列に対して正放線投影する

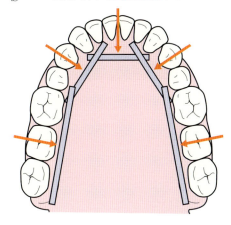

c 偏近心投影 / 偏遠心投影

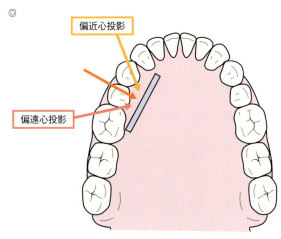

歯根の重なりを避けるために個別に偏心撮影が求められる場合もある

頭部・頸部 歯科パノラマ撮影①

■**体位**：立位/座位

> **Point** 下顎を装置に合わせるとき，ドイツ水平線と床面が平行であること，正中線が床面と垂直であることを確認する

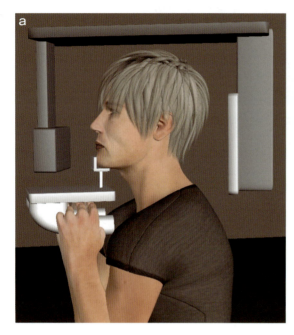

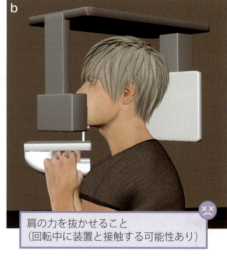

肩の力を抜かせること
（回転中に装置と接触する可能性あり）

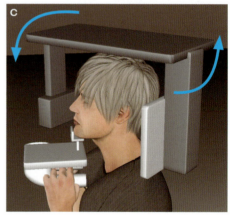

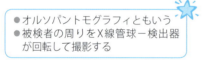

- オルソパントモグラフィともいう
- 被検者の周りをX線管球－検出器が回転して撮影する

歯科パノラマ撮影　正常像

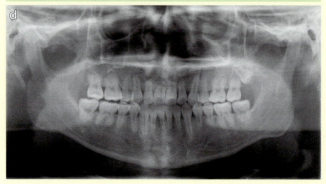

撮影時データ
管電圧　：65kV
管電流　：5mA
撮影時間：15s
電流時間積：75mAs

歯科パノラマ撮影②

Point 乳歯下の永久歯が客観的に把握できる

小児パノラマ撮影（同一被検者）

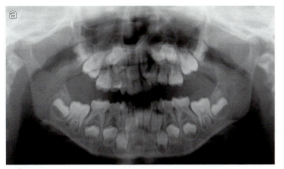

a　6歳

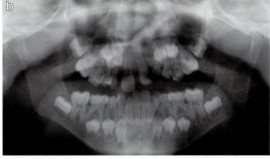

b　7歳

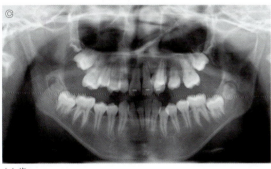

c　11歳

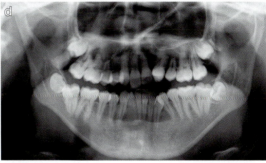

d　16歳

頭部・頸部　頭部 X 線規格撮影（cephalography）セファログラフィ

■体位：立位/座位　　■撮影方向：R-L 方向または P-A 方向　　■撮影中心：外耳道上縁（ポレオン）

> **Point**
> - 上下顎の大きさ・形，歯の傾斜角噛み合わせについての評価を行う
>   （矯正歯科治療前後の評価に用いられる）
> - 耳の穴に固定具（イヤーロッド）を挿入し，毎回同一条件となるように撮影する

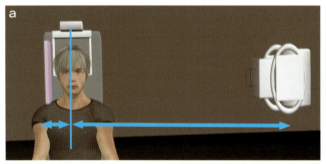

焦点から正中矢状面と正中矢状面からフィルムまでが 10：1 になるようにして撮影を行う（拡大率 1.1 倍）

イヤーロッドの高さは，被検者が肩をすくめたりすることなく自然な高さになるように装置の上下移動機構を用いて調節する

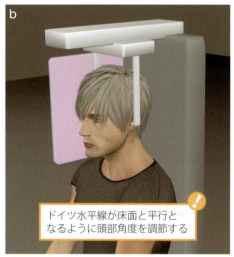

ドイツ水平線が床面と平行となるように頭部角度を調節する

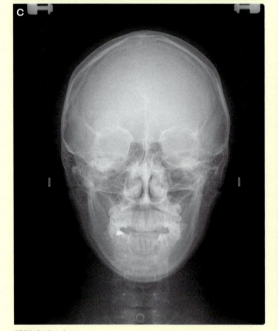

正面撮影　正常像

撮影時データ
管電圧　　：100kV　　電流時間積：10mAs
管電流　　：200mA　　グリッド（+）
撮影時間　：50ms　　SID　　　：275cm

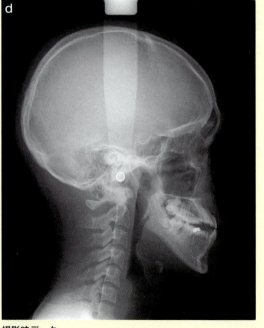

側面撮影　正常像

撮影時データ
管電圧　　：100kV　　電流時間積：6mAs
管電流　　：200mA　　グリッド（+）
撮影時間　：30ms　　SID　　　：275cm

顎関節開口/閉口撮影①

頭部・頸部

- **■体位**：腹臥位/側臥位　**■撮影方向**：R-L方向またはL-R方向
- **■撮影中心**：検側外耳孔に向けて入射（非検側耳介上縁より2横指上方）

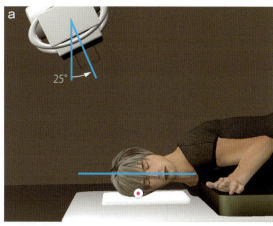

正中矢状断面をカセッテと水平にする（側頭骨シュラー法撮影と同じ）

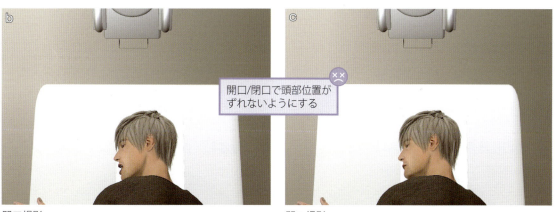

開口撮影　　　　　　　　　　　　閉口撮影

開口/閉口で頭部位置がずれないようにする

Point 開口時と閉口時が同じ位置で撮影できるようにする

開口/閉口は下顎のみを動かすように指示すると，頭部の動きを抑えることができ，同位置での撮影が可能となる

頭部・頸部　顎関節開口/閉口撮影②

| 開口位撮影　正常像 | 閉口位撮影　正常像 |

a　R open　下顎窩　下顎頭

b　R close　下顎頭

正常では開口すると下顎頭は前方へ移動する

撮影時データ　管電圧：77kV，管電流：100mA，撮影時間：160ms，電流時間積：16mAs，グリッド（＋），SID：100cm

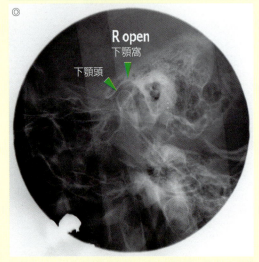

開口位撮影　開口障害あり

c　R open　下顎窩　下顎頭

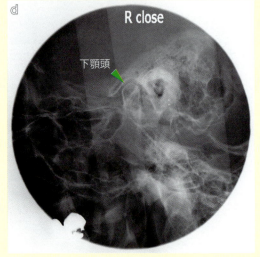

閉口位撮影　開口障害あり

d　R close　下顎頭

関節円板が前方転位で引っかかり下顎頭の前方への動きが障害される開口障害（**クローズドロック**）

撮影時データ　管電圧：77kV，管電流：100mA，撮影時間：160ms，電流時間積：16mAs，グリッド（＋），SID：100cm

2章 胸部・腹部

胸部・腹部 胸部正面(P-A)撮影①

■体位：立位　■撮影方向：P-A方向　■撮影中心：第6-7胸椎(肩甲骨下縁)

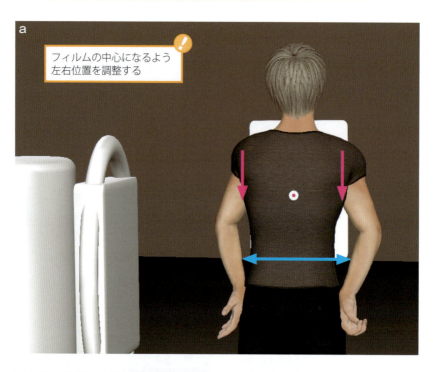

a　フィルムの中心になるよう左右位置を調整する

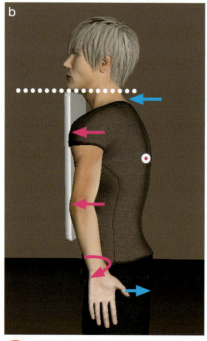

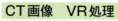

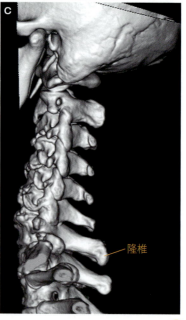

c　CT画像　VR処理

隆椎

Point
- 肩の力を抜かせる
- 肩・肘をフィルム面まで寄せる
- 前腕を回内する(親指が背面向き)

隆椎(第7頸椎)が画像に収まるようにポジショニングすると，肺尖を十分に含めることができる

胸部正面(P-A)撮影②

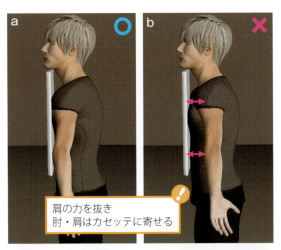

肩の力を抜き
肘・肩はカセッテに寄せる

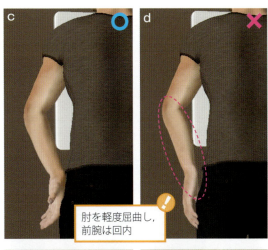

肘を軽度屈曲し，
前腕は回内

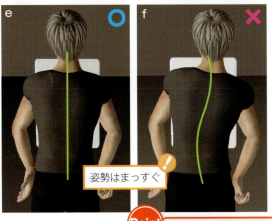

姿勢はまっすぐ

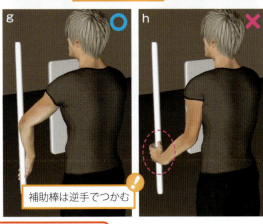

補助棒は逆手でつかむ

Point 肩・肘の位置，姿勢，前腕の回内を確認する

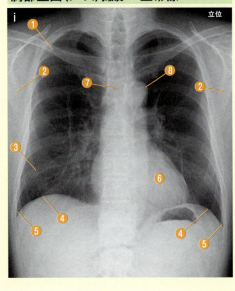

胸部正面(P-A)撮影　正常像

① 鎖骨 clavicle
② 肩甲骨 scapula
③ 肋骨 rib
④ 横隔膜 diaphragm
⑤ 肋骨横隔膜角 costophrenic angle
⑥ 心臓 heart
⑦ 気管 trachea
⑧ 大動脈弓 aortic arch

撮影時データ
管電圧　：100kV　　電流時間積：4.5mAs
管電流　：500mA　　グリッド(+)
撮影時間：9ms　　　SID　　　：200cm

胸部・腹部　胸部正面（P-A）撮影③

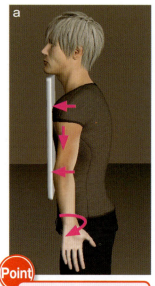

Point
肩甲骨の肺野への写り込みを最小にするポジショニングを目指す

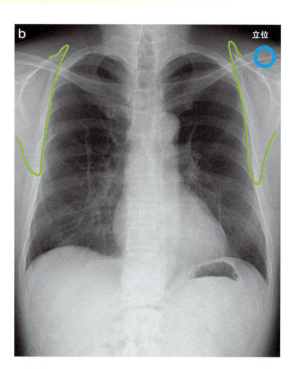

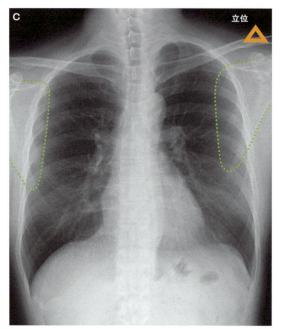

△ ・ポジショニング次第では肩甲骨の写り込みをさらに減少できる

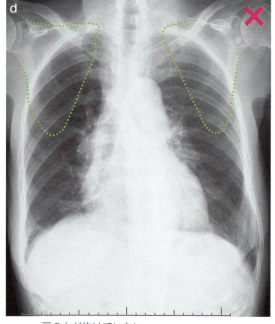

✗ ・肩の力が抜けていない
・肩甲骨が肺野に大きく描出

! 前腕を回内することによって上腕が内旋され，それに伴い肩甲骨が外側に移動するため，胸部正面撮影において適切なポジショニングとなる

72

胸部側面撮影

- ■体位：立位
- ■撮影方向：R-L方向またはL-R方向
- ■撮影中心：第6-7胸椎（肩甲骨下縁）

R-L方向

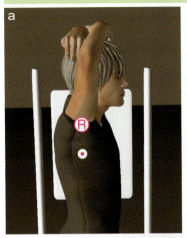
a

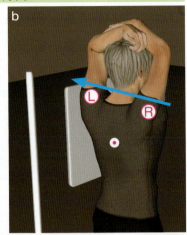
b

L-R方向

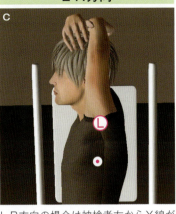
c

L-R方向の場合は被検者左からX線が入射するようにする

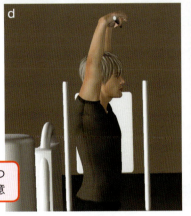
d

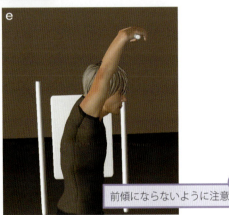
e

Point
- 背筋を垂直に保つ
- 体のねじれに注意

前傾にならないように注意

- 画像の拡大率はカセッテから距離が離れるほど大きくなる
- 胸部側面撮影はR-L方向であることが多いが，これは心臓が左寄りに位置するため，カセッテから離れると肺野内に心臓が大きく投影されるからである

半影もカセッテから距離が離れるほど大きくなるため，左肺野に病変がある場合はR-L方向，右肺野に病変がある場合はL-R方向で撮影しないと，半影のため鮮明に病変が描出されないので注意する

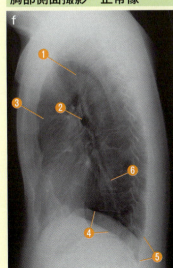

胸部側面撮影　正常像
f

① 大動脈弓 aortic arch
② 気管支 bronchus
③ 肋骨 rib
④ 横隔膜 diaphragm
⑤ 肋骨横隔膜角 costophrenic angle
⑥ 胸椎 thoracic vertebra

撮影時データ
- 管電圧：140kV
- 管電流：400mA
- 撮影時間：16ms
- 電流時間積：6.4mAs
- グリッド（＋）
- SID：200cm

胸部・腹部　胸部側臥位正面撮影（デクビタス）

■体位：側臥位　　■撮影方向：A-P方向　　■撮影中心：第6-7胸椎（乳頭を結ぶ線中心）

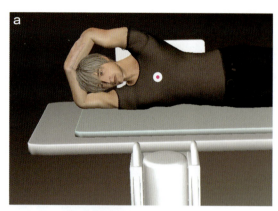

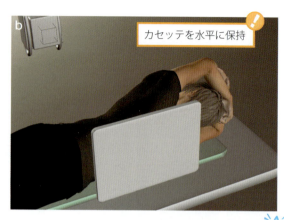

カセッテを水平に保持

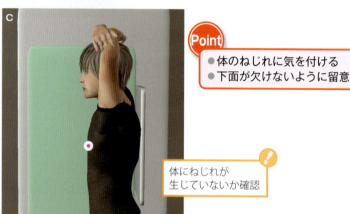

Point
- 体のねじれに気を付ける
- 下面が欠けないように留意

体にねじれが生じていないか確認

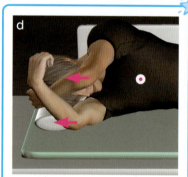

挙上ができない被検者は，肘が肺野にかからない程度に腕を上げる

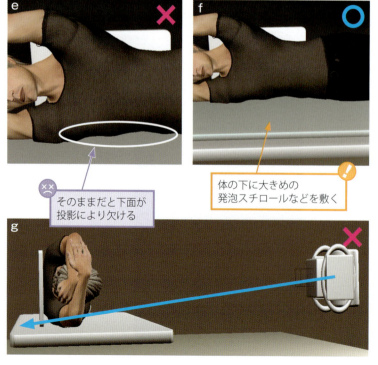

そのままだと下面が投影により欠ける

体の下に大きめの発泡スチロールなどを敷く

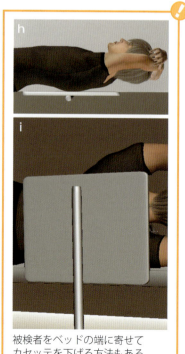

被検者をベッドの端に寄せてカセッテを下げる方法もある

側臥位正面撮影（デクビタス）

側臥位正面撮影法（デクビタス）

- 側臥位正面撮影法が有効な疾患は
  - 胸水
  - 腹腔内遊離ガス（消化管穿孔）
  - 消化管閉塞

  である
- 側臥位正面撮影の頻度が高い部位は
  胸部・腹部である
- 右肺の胸水の確認には，
  検側を下にした
  右側臥位正面撮影を行う
- 少量の気胸の場合は
  患側を上にする

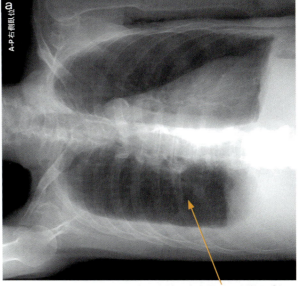

下になった肺は息を吸っても膨みづらい

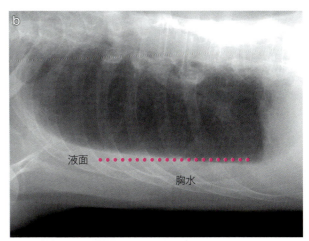

aの拡大図

- 腹部の側臥位正面撮影法は頻度が低く，近年ではCTで詳細な情報が得られるようになった
- 胸部の側臥位正面撮影法は比較的少量の胸水を検出することができ，経過観察に適していることから現在でも撮影は適宜行われている

胸部・腹部

胸部X線画像での肺区域

肺野は便宜上，第2肋骨と第4肋骨の先端で区切って上肺野・中肺野・下肺野に分けて表現

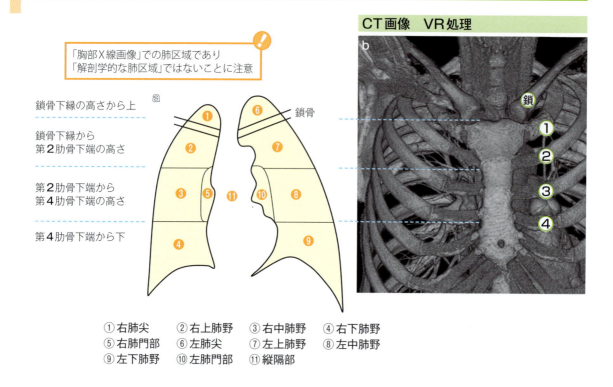

「胸部X線画像」での肺区域であり「解剖学的な肺区域」ではないことに注意

鎖骨下縁の高さから上
鎖骨下縁から第2肋骨下端の高さ
第2肋骨下端から第4肋骨下端の高さ
第4肋骨下端から下

CT画像　VR処理

① 右肺尖　② 右上肺野　③ 右中肺野　④ 右下肺野
⑤ 右肺門部　⑥ 左肺尖　⑦ 左上肺野　⑧ 左中肺野
⑨ 左下肺野　⑩ 左肺門部　⑪ 縦隔部

胸部X線画像でわかる心陰影

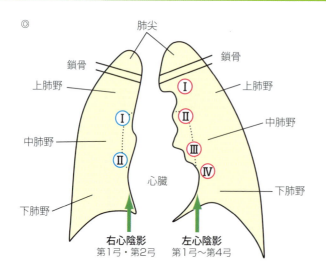

Ⅰ 左第1弓：大動脈弓
Ⅱ 左第2弓：肺動脈
Ⅲ 左第3弓：左心耳
Ⅳ 左第4弓：左心室
Ⅰ 右第1弓：上大静脈
Ⅱ 右第2弓：右心房

右心陰影　第1弓・第2弓
左心陰影　第1弓～第4弓

胸部X線画像での心陰影①：左第1弓～左第4弓

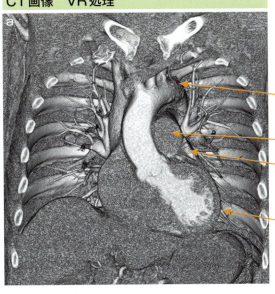
CT画像　VR処理

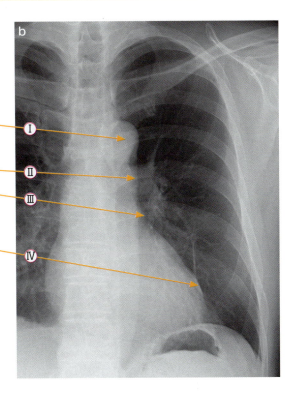

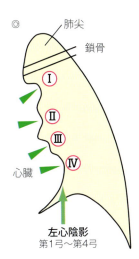

Ⓘ **左第1弓：大動脈弓**
高齢者・動脈硬化・高血圧で拡大

Ⅱ **左第2弓：肺動脈**
①左→右シャント（ASD/VSD）・貧血による血流増加・
　肺動脈弁狭窄・肺高血圧で拡大
②TGAⅢ型（完全大血管転位症）・TOF（ファロー四徴症）
　などの肺血流が低下する先天性心疾患で平坦化もしくは消失

Ⅲ **左第3弓：左心耳**（左心房）
膨張時以外はほとんど弓としては認めない

Ⅳ **左第4弓：左心室**
①心尖は大動脈弁狭窄症（AS）や肥大型心筋症（HCM）
　による左室肥大では挙上し，大動脈弁閉鎖不全症（AR），
　心室瘤では左下方へ偏位
②僧帽弁閉鎖不全症（MR）では著明な左室拡大により球状を呈する
③右室拡大では左室が後上方に挙上され突出

Point
- 左は右に比べて心陰影の変化を捉えやすい
- 大きさ・形・位置を構造と対比させ観察することが大切

胸部・腹部　胸部X線画像での心陰影②：右第1弓・右第2弓

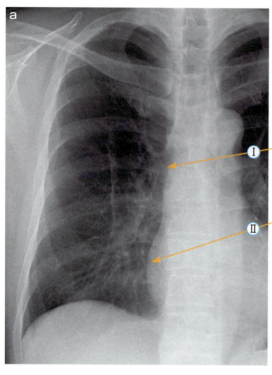

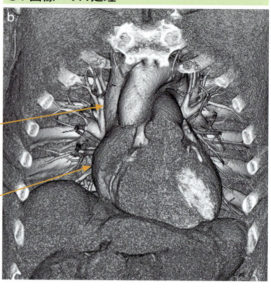

右第1弓は椎体や胸骨と重なり投影されるためわずかな突出しか確認できない

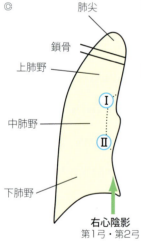

Ⅰ **右第1弓：上大静脈**
すぐ内側を上行大動脈が走行しており，動脈硬化や高血圧患者で右方への突出

Ⅱ **右第2弓：右房**
①右房拡大で突出
②右室肥大のため右房が右方に偏位し突出
③左房拡大の著明な僧帽弁疾患などでは
　右房の内側に左房辺縁が観察され二重にみえる。
　これを double shadow という

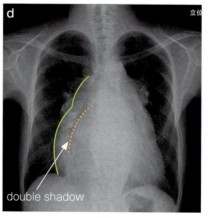

心臓全体が肥大している。右第1，2弓は拡大し，右第2弓（右心房）より内側に左心房の辺縁である二重陰影が確認できる

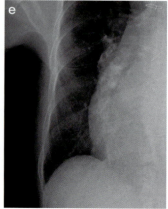

dの拡大図

心胸郭比 (cordio-thoracic ratio：CTR)

> **心胸郭比（CTR）とは**
> - 胸部X線像から心臓の拡大の程度を簡単に知る便宜的な方法
>
> $$CTR[\%] = \frac{最大心臓横径（B）}{最大胸郭横径（A）} \times 100$$
>
> - 心胸郭比はそれほど厳密なものではなく，肥満の人や撮影時の吸気が不十分な人は心尖部が挙上し心臓が横位をとるため，心胸郭比は過大に評価されやすい
> - 透析患者の基準体重（ドライウェイト）を決める指標でもある

胸部X線正面画像　正常

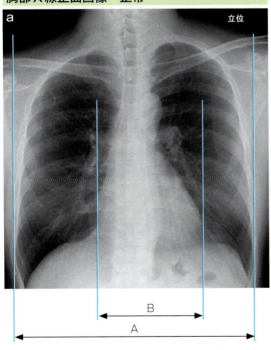

胸部X線正面画像　心肥大あり

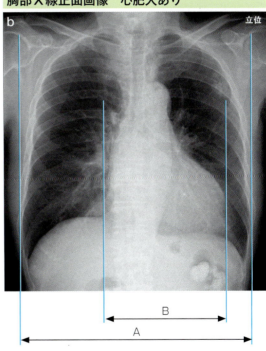

図a,bを見比べると図bの方が左心室（左第4弓）が突出しているのが明らかである。図a,bの最大胸郭横径（A）が同じと仮定した場合，最大心臓横径（B）が大きい図bのCTRが大きくなるのがわかる

- ルーチンの胸部撮影（立位P-A吸気撮影）では50％以下が正常
- ポータブル撮影時の仰臥位撮影では60％以下が正常

胸部・腹部　肺炎

胸部X線正面画像　全体像	右下肺野拡大像
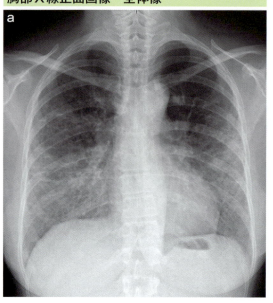	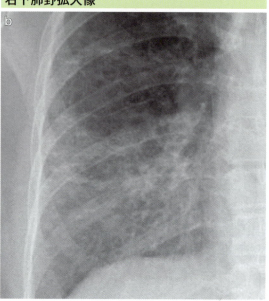

- X線画像では肺野内での炎症の広がりによりX線透過度が落ちて，両側中肺野から下肺野にかけての濃度上昇が確認できる
- CTで断面を詳細に観察すると，特に末梢側で炎症が広がっている

CT肺野条件	CT肺野条件
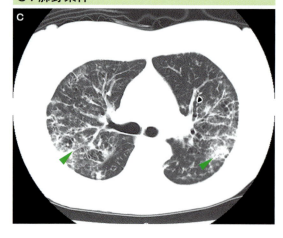	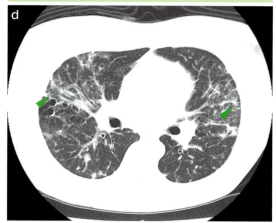

CT画像所見（図c,d）
両肺野末梢では上葉優位に気管支血管束や小葉間隔壁肥厚の軽度肥厚，気管支血管束周囲の多数の粒状病変，結節性病変を認める（▶）

肺門部肺癌

胸部X線正面画像　全体像　　**胸部X線側面画像　全体像**

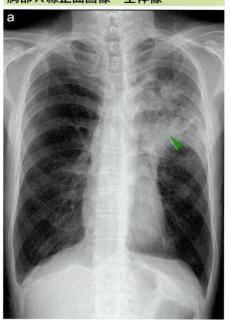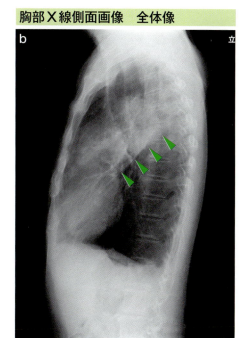

- X線正面画像では左上肺野から中肺野にかけて局所的に濃度上昇している（a：▶）
- 側面画像では大葉間裂に沿って濃度が境されており，左上葉に病変があることが確認できる（b：▶）

CT肺野条件　　**造影CT縦隔条件**

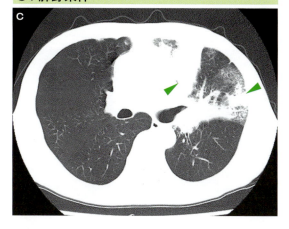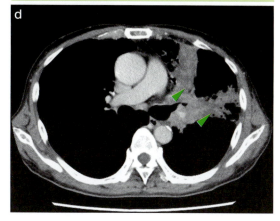

CT画像所見（図c,d）
- 左肺門部に不整形の腫瘤を認める（c,d：▶）
- 内部は造影不良域を伴っており，壊死や変性を反映している

転移性肺癌

胸部・腹部

| 胸部X線正面画像　全体像 | 左中肺野拡大像 |

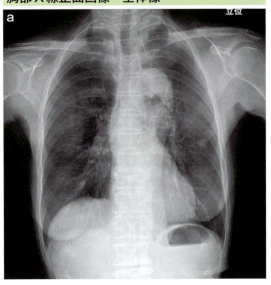
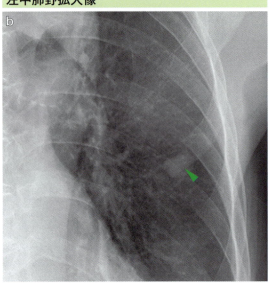

- X線正面画像では左中肺野に結節影が確認できる（b：▶）
- CT肺野条件では，左上葉胸壁付近に辺縁明瞭の結節が確認できる（c：▶）
- FDG（フルオロデオキシグルコース）を用いたPET-CT画像では，同部位に集積亢進が認められる（d：▶）
- 悪性腫瘍は正常組織より多くブドウ糖（グルコース）を取り込む機序があるため，FDGを用いたPET検査は悪性腫瘍の検出に利用されている

| CT肺野条件 | PET-CT融合画像 |

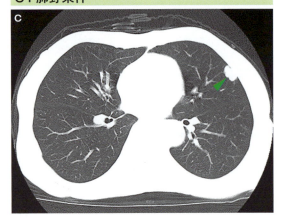
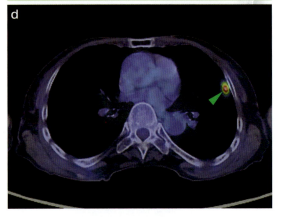

CT画像所見（図c, d）
上顎癌術後。左舌区S4に小結節があり（c, d：▶），転移性肺腫瘍（肺癌）の所見である

血管塞栓術後

胸部X線正面画像　全体像	上縦隔拡大像

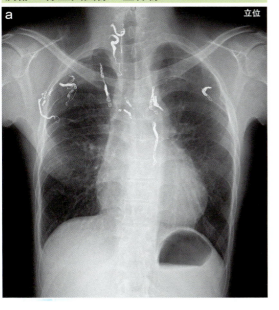
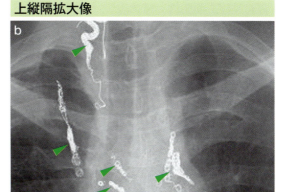

- X線正面画像では多数の異物が写り込んでいることが確認できる（b：▶）
- 胸部X線画像ではネックレスや下着のワイヤーなどが更衣時の不注意によって写ってしまうことがあるが，上記画像は動静脈瘻の塞栓治療のための，血管塞栓用コイル（材質：プラチナ）が投影されたものである

血管造影画像（塞栓コイル留置前）	血管造影画像（塞栓コイル留置後）

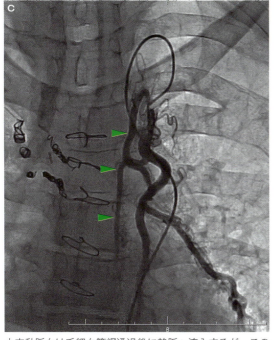
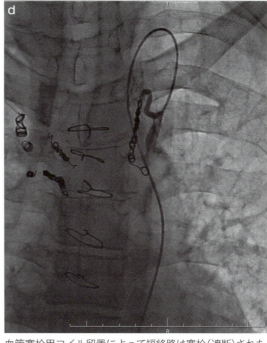

本来動脈血は毛細血管網通過後に静脈へ流入するが，この画像では動脈から直接静脈へ血液が流れ込んでいる（▶）

血管塞栓用コイル留置によって短絡路は塞栓（遮断）された

胸部・腹部 右気胸

胸部X線正面画像　全体像
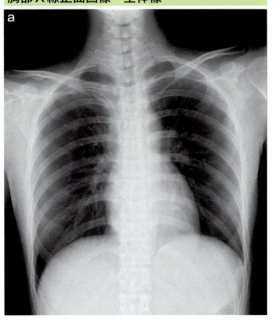

右上肺野拡大像
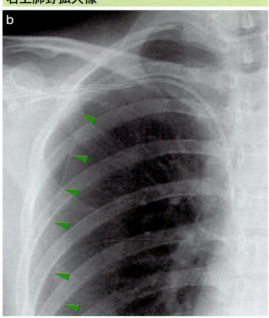

- X線正面画像では右上肺野外側に淡い線状影が確認できる（b：▶）
- 右肺尖部はX線画像では鎖骨や肋骨の陰影により確認することが困難である
- CT冠状断像では右肺尖部も肺がしぼんでいるのが確認できる（c：▶）

CT肺野条件　冠状断像
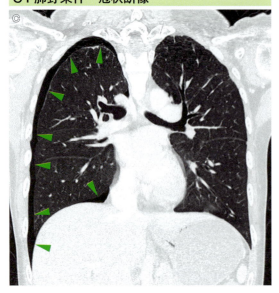

CT肺野条件　横断像
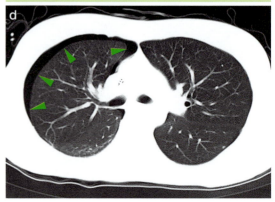

気胸：肺から空気が漏れ胸膜腔内に空気がたまった状態

両側気胸・胸水

胸部X線立位正面画像　全体像
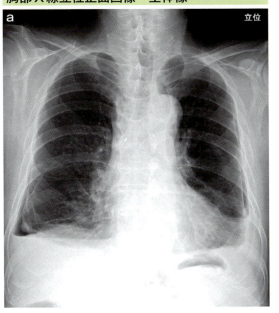

右中～下肺野拡大像
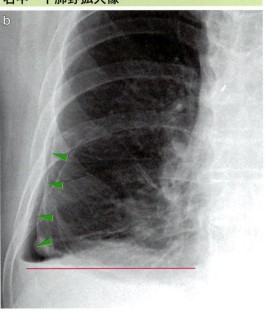

- X線正面画像では気胸による線状影（b：▶）に加えて，液貯留を示す液面が陰影として観察できる（b：赤線）
- 肋骨横隔膜角が確認できない
- CTは仰臥位で撮影するため，矢状断像で背部に胸水の貯留が確認できる（d：▶）
- CT冠状断像では気胸により肺が軽度しぼんでいる（c：▶）

CT肺野条件　冠状断像
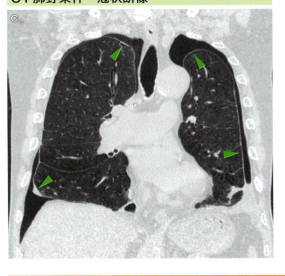

CT肺野条件　右肺矢状断像
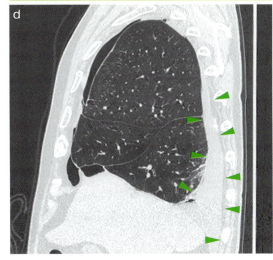

CT画像所見（図c,d）
- 両側気胸を認める
- 両側肺底部末梢には含気の低下がある
- 右優位の両側少量胸水あり

胸部・腹部　胸部大動脈瘤/間質性肺炎

胸部X線正面画像　全体像
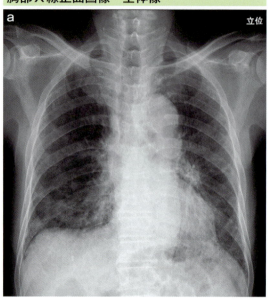

左上肺野拡大像
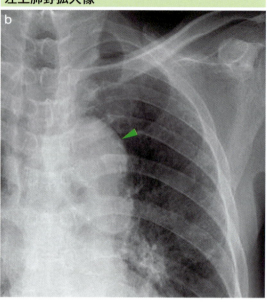

- X線正面画像では左第1弓が突出している（b：▶）
- CT画像では大動脈弓部が拡張しているのが確認できる（c：▶）
- 両側下肺野はもやがかかったような網状影が認められる（d.e：▶）
- CTの肺野画像は高精細関数処理が求められる

CT肺野条件
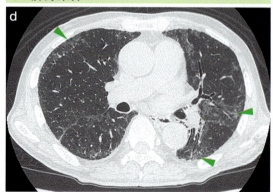

CT縦隔条件
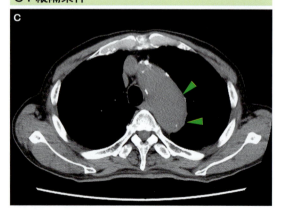

CT画像所見（図c〜e）
- 大動脈遠位弓部径は44mmに拡張
- 肺野条件では，両肺末梢優位にすりガラス影や輪状網状影を認め，内部には牽引性気管支拡張を伴っている
- 間質性肺炎の所見

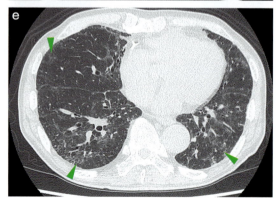

interstitial pneumonia（IP）は肺の間質組織の線維化が起こる疾患

肺門リンパ節腫大

胸部X線正面画像　全体像

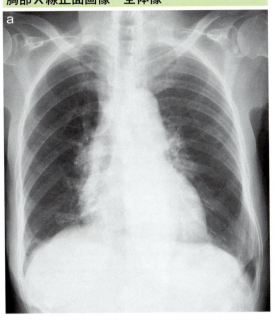

肺門部拡大像

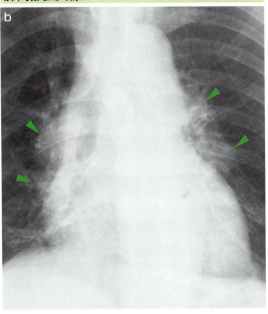

- X線正面画像では両側肺門部リンパ節腫脹（BHL：bilateral hilar lymphadenopathy）が確認できる（b：▶）
- CT画像でも，肺門部に腫大が確認でき（c：▶），Gaシンチグラフィでは胸部から上腹部が撮像されているが，胸部の腫大したリンパ節に異常集積していることが確認できる（d：▶）

CT縦隔条件

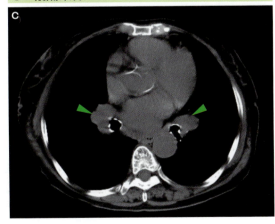

両側肺門リンパ節腫大をきたす疾患
- 炎症性リンパ節腫大
- 悪性リンパ腫
- 悪性腫瘍のリンパ節転移
- サルコイドーシス

Gaシンチグラフィ（胸部〜上腹部）

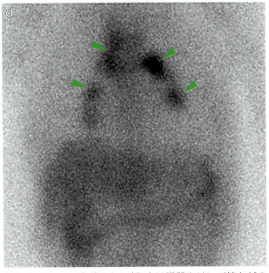

投与するクエン酸ガリウム（Ga）は臓器やリンパ節などの腫瘍や炎症に集積する。画像では腫大したリンパ節に集積を認める

鎖骨正面・斜位撮影

胸部・腹部

■体位：立位　■撮影方向：A-P方向　■撮影中心：鎖骨中心

鎖骨正面撮影

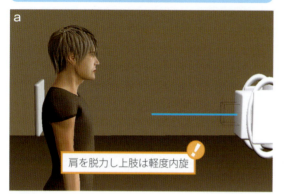

a　肩を脱力し上肢は軽度内旋

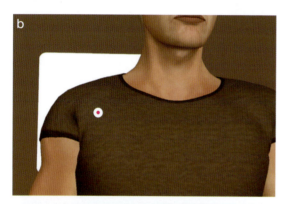

b

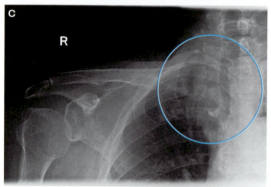

c

鎖骨斜位撮影

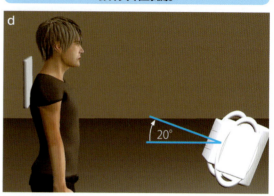

d　管球は尾頭方向に傾ける

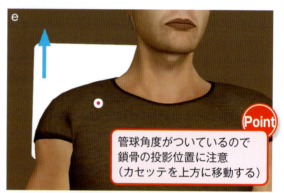

e　**Point** 管球角度がついているので鎖骨の投影位置に注意（カセッテを上方に移動する）

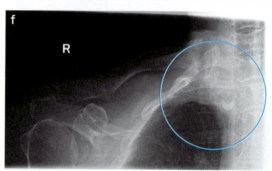

f　胸郭との重なりを回避

Point 胸鎖関節から鎖骨全体が含まれるように撮影する

- 鎖骨は胸郭前面上方に位置するため，X線撮影で側面像を得ることは難しい
- しかし，骨折は多方向からの観察が必要であるため，管球を尾頭方向に傾けることで，鎖骨は胸郭上方に投影され，胸郭との重なりが少なくかつ正面と違う方向から観察することができる

鎖骨遠位端骨折

右鎖骨正面撮影

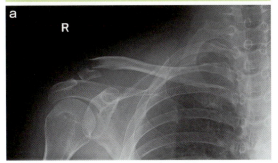

a

鎖骨遠位端が骨折し，遠位部が尾側に転位している

右鎖骨斜位撮影

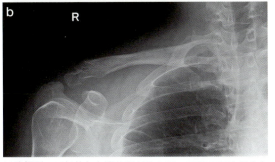

b

斜位撮影では転位した遠位端が重なり，骨折の程度が小さく描出されている

CT画像　MPR-骨条件

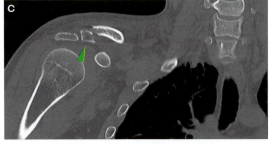

c

CT-MPRでは斜骨折が明瞭に確認できる（▶）

CT画像　VR処理

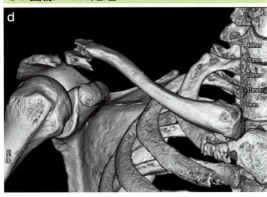

d

頭尾方向への骨折のため斜位より正面が観察しやすい

> 症例は頭尾方向へ転位した骨折であるため，正面撮影の画像（図a）の方が骨折箇所と程度が把握しやすいが，前後方向に転位した骨折の場合では，逆に正面撮影のみでは骨折部位が不明瞭になる場合があるため，2方向撮影が必要となる

> MPR：multiplanar reconstruction
> ● 複数の薄いスライスの横断像から任意の断面に再構成する手法
> ● 医用画像では人体を
>   ・体軸方向で観察する横断像（axial：アキシャル）
>   ・左右方向から観察する矢状断像（sagittal：サジタル）
>   ・正面から観察する冠状断像（coronal：コロナル）
> の3方向で表現することが多いが，病変との位置関係を把握したり，特定の骨を長軸方向で観察する場合などは，任意の断面を選択し画像を再構成することができる

胸骨正面撮影

胸部・腹部

- ■体位：立位/腹臥位
- ■撮影方向：P-A方向
- ■撮影中心：胸骨体中央

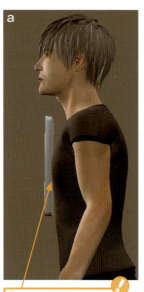

胸部前面はカセッテに密着させる

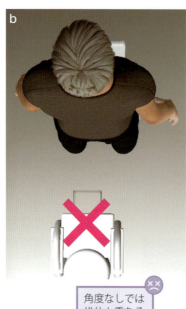

角度なしでは椎体と重なる

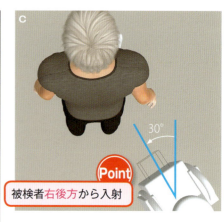

被検者**右後方**から入射

CT画像

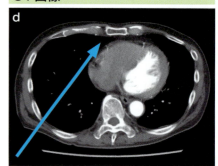

椎体を避けると同時に心陰影内に胸骨を写り込まないようにさせる

X線管電流を低くし，撮影時間を意図的に長く設定して自由呼吸下で撮影することにより肺野・縦隔構造をぼかして撮影すると，胸骨が明瞭に描出できる（図e撮影データ参照）

胸骨正面撮影　正常像

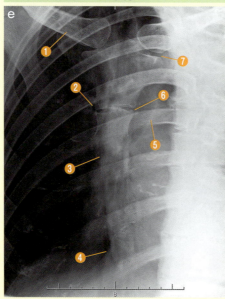

① 鎖骨 clavicle
② 胸骨柄 manubrium
③ 胸骨体 body of sternum
④ 剣状突起 xiphoid process
⑤ 肋骨 rib
⑥ 胸骨角 sternal angle
⑦ 胸鎖関節 sternoclavicular joint

撮影時データ
管電圧　　：50kV
管電流　　：10mA
撮影時間　：2000ms
電流時間積：20mAs
グリッド（+）
SID　　　：100cm

胸骨側面撮影

■体位：立位/側臥位　　■撮影方向：R-L方向
■撮影中心：胸骨体中心で胸部前面より2〜3cm(2横指)背側

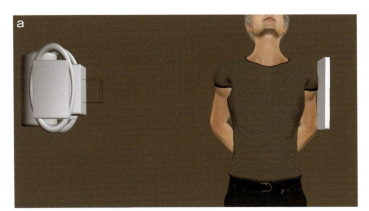

管球は水平方向

Point 顎を少し上げると(意識的に)胸を張り出しやすい

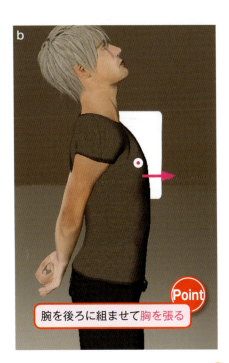

Point 腕を後ろに組ませて胸を張る

⚠ 呼吸停止は安静呼吸の状態から軽く止めてもらうほうが体位が安定して撮影することができる
(吸気/呼気に伴い位置ずれが生じるため)

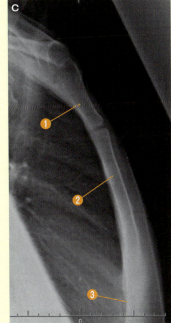

胸骨側面撮影　正常像

① 胸骨柄　manubrium
② 胸骨体　body of sternum
③ 剣状突起　xiphoid process

撮影時データ
管電圧　：90kV
管電流　：200mA
撮影時間：32ms
電流時間積：6.4mAs
グリッド(+)
SID　　：100cm

胸部・腹部

胸鎖関節撮影

■体位：立位/腹臥位　■撮影方向：P-A方向　■撮影中心：胸骨柄上縁

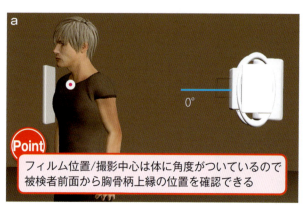

a

Point
フィルム位置/撮影中心は体に角度がついているので被検者前面から胸骨柄上縁の位置を確認できる

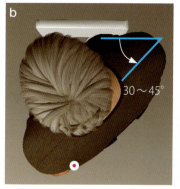

b

CT画像

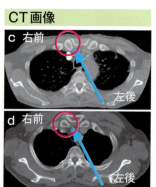

c 右前／左後
d 右前／左後

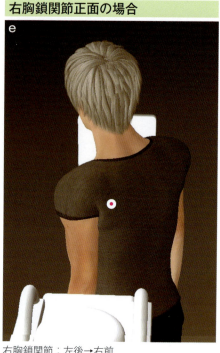

e 右胸鎖関節正面の場合

右胸鎖関節：左後→右前
左胸鎖関節：右後→左前

図c,dは異なる被検者であるが，胸骨と鎖骨を分離して描出するには斜位でなければいけないというのが断面から明らかである

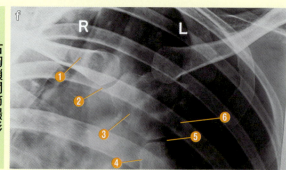

f 右胸鎖関節撮影

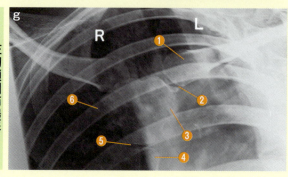

g 左胸鎖関節撮影

① 鎖骨 clavicle
② 胸鎖関節 sternoclavicular joint
③ 胸骨柄 manubrium
④ 胸骨体 body of sternum
⑤ 胸骨角 sternal angle
⑥ 肋骨 rib

撮影時データ
管電圧　：50 kV
管電流　：10 mA
撮影時間：2000 ms
電流時間積：20 mAs
グリッド（＋）
SID　　：100 cm

マンモグラフィ

胸部・腹部

乳腺の組織構造を考えると必要とする X 線エネルギーは他の組織よりも低い（軟線撮影となる）

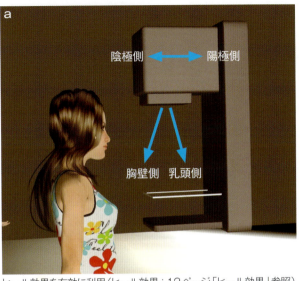

	乳房撮影	一般撮影
ターゲット	Mo/Rh	W
フィルタ	Mo/Rh/Al	Al/Cu
K 吸収端	Mo：約20keV Rh：約23keV	W：約70keV

Mo（モリブデン），Rh（ロジウム），W（タングステン）

各組織の吸収係数（20keV）	
乳腺組織	0.80cm⁻¹
脂肪組織	0.45cm⁻¹
乳癌腫瘤	0.85cm⁻¹
微小石灰化	12.50cm⁻¹

乳房では組織間の吸収係数差が小さい

a ヒール効果を有効に利用（ヒール効果：12ページ「ヒール効果」参照）

マンモグラフィのブラインドエリア（胸壁の彎曲による撮影時の描出漏れ）

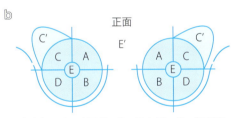

A：内上部　B：内下部　C：外上部　D：外下部
E：乳輪部　E'：乳頭部　C'：腋窩部

脂肪抑制造影 T1 強調像

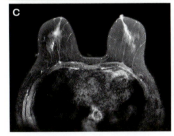
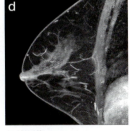

c 横断像　　　　　　　　d 矢状断像

CC 撮影のブラインドエリア

乳腺外側と上部組織が
ブラインドとなりやすい

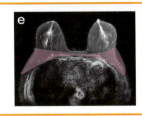
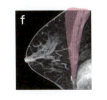

MLO 撮影のブラインドエリア

乳腺内側と下部組織が
ブラインドとなりやすい

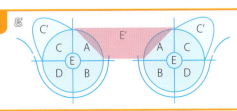

胸部・腹部　マンモグラフィCC（craniocaudal）撮影

■体位：立位　　■撮影方向：頭尾方向

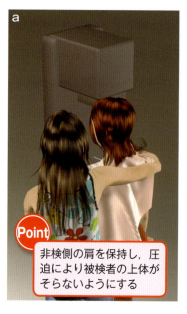

a

Point 非検側の肩を保持し，圧迫により被検者の上体がそらないようにする

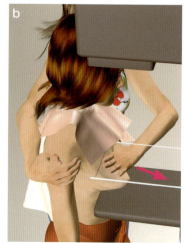

b

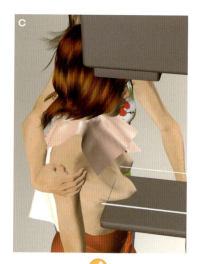

c

乳腺組織が伸展するように乳房を手で引き伸ばし押さえながら圧迫板で圧迫

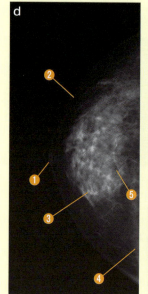

右CC

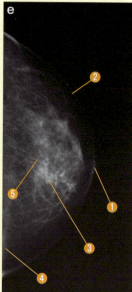

左CC

① 乳頭
　nipple
② 脂肪組織
　fatty tissue
③ 乳腺
　glandular tissue
④ 大胸筋
　pectoralis major muscle
⑤ 小葉
　lobules

Point
- 左右の画像が対称であること
- 内側乳腺組織は必ず描出され外側もできるだけ入っていること
- 胸壁深くまで入っていること（胸筋が出るくらい）
- 乳頭がprofileに出ていること
- 乳房のしわがないこと

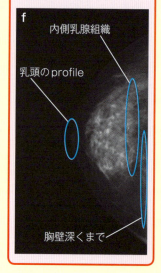

f

内側乳腺組織

乳頭のprofile

胸壁深くまで

撮影時データ
管電圧　：29kV　　電流時間積：85.5mAs
管電流　：95mA　　グリッド（－）
撮影時間：900ms　 SID　　　：65cm

マンモグラフィMLO（mediolateral oblique）撮影

■体位：立位　■撮影方向：内側-外側方向

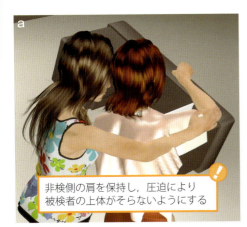

非検側の肩を保持し，圧迫により被検者の上体がそらないようにする

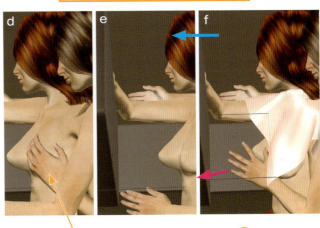

乳腺組織が伸展するように乳房を手で引き伸ばし押さえながら圧迫板で圧迫

非検側の乳房が写るときは被検者に手で軽く外側によけてもらう

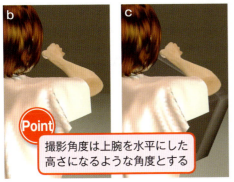

Point 撮影角度は上腕を水平にした高さになるような角度とする

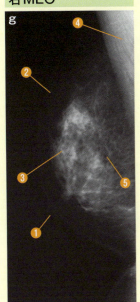

右MLO

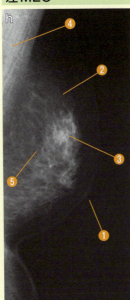

左MLO

① 乳頭 nipple
② 脂肪組織 fatty tissue
③ 乳腺 glandular tissue
④ 大胸筋 pectoralis major muscle
⑤ 小葉 lobules

撮影時データ
管電圧：29kV，管電流：95mA，撮影時間：960ms，
電流時間積：91.2mAs，グリッド（−），SID：65cm

Point
- 左右の画像が対称であること
- 乳頭がprofileに出ていること
- 大胸筋が乳頭ラインまで写っていること
- 乳腺後方にある脂肪組織がよく描出されていること
- 乳房下部組織（inframammary fold）が十分に伸びていること
- 乳房のしわがないこと

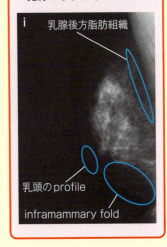

乳腺後方脂肪組織　乳頭のprofile　inframammary fold

腹部正面撮影

腹部X線撮影

> 腹部単純撮影は**腹部画像診断の基本**
> 特に急性腹症(acute abdomen)では不可欠な検査

腹部単純写真は横隔膜から坐骨までを含め撮影
- 撮影腹腔内のガス像の分布
- 脂肪組織に囲まれた実質臓器の輪郭
- 石灰化の有無とその形態
- 骨構造

急性腹症で**イレウスや消化管穿孔が疑われた場合**には
- 消化管内の鏡面像(air-fluid level:neveau)形成の有無
- 腹腔内の遊離ガス(free air)の有無
  (側臥位正面を追加撮影)

腹部立位正面撮影①

■**体位**:立位　■**撮影方向**:P-A方向　■**撮影中心**:腸骨より2～3横指頭側

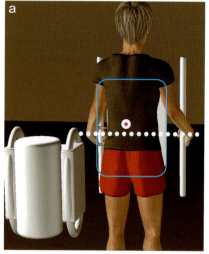

呼気で撮影することにより，横隔膜が挙上し腹部を広く投影することができる

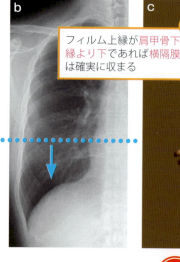

フィルム上縁が肩甲骨下縁より下であれば横隔膜は確実に収まる

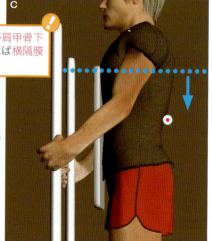

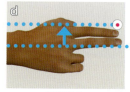

2横指上

Point
- 必ず横隔膜を含める
- 被検者左右がフィルムに収まっているか確認
- 呼気で撮影
- 患者に触れる前に声掛けする

腹部立位正面撮影②

横隔膜を欠かさないように

- フィルム高さ中心は被検者身長で変化させる。腸骨より2～3横指頭側はあくまでも目安
- 高身長の人はさらに頭側
- 低身長の人は腸骨中心

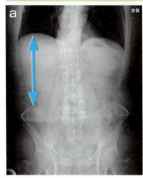
低身長

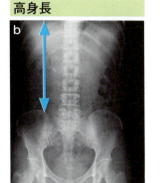
高身長

ズボンのゴム・腹巻は意外とコントラストを生む

ズボン・タイツ・下着のゴムを少し下げるだけでboneless部分（腸骨稜上部）の腹部脂肪の締め付けが緩み黒い線が見えなくなるので効果的である

腸骨稜よりズボンのゴムは下げて撮影したい

腹部立位正面撮影　正常像

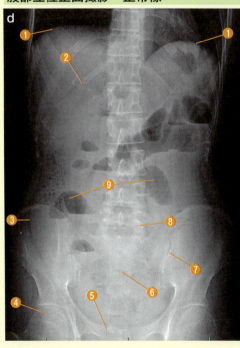

① 横隔膜　diaphragm
② 第12肋骨　rib #12
③ 腸骨　ilium
④ 大腿骨頭　head of femur
⑤ 恥骨　pubis
⑥ 仙骨　sacrum
⑦ 仙腸関節　sacro-iliac joint
⑧ 腰椎　lumber spine
⑨ 腸管ガス　intestinal gas

胸部・腹部 腹部臥位正面撮影

■体位：仰臥位　　■撮影方向：A-P方向　　■撮影中心：腸骨より2〜3横指頭側

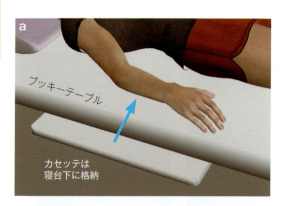

a　ブッキーテーブル
カセッテは寝台下に格納

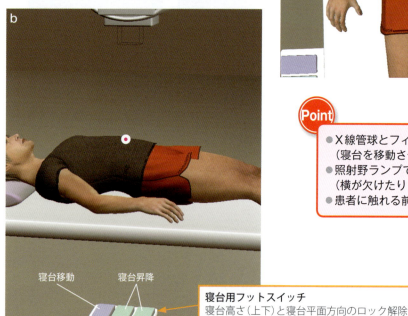

b
寝台移動　寝台昇降
寝台用フットスイッチ
寝台高さ(上下)と寝台平面方向のロック解除

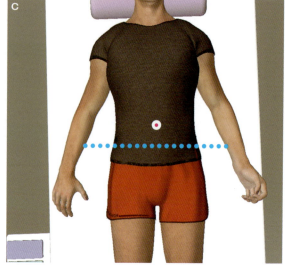

c

Point
- X線管球とフィルム位置は固定（寝台を移動させて患者中心を決定）
- 照射野ランプで左右・頭尾方向を確認（横が欠けたりしないように）
- 患者に触れる前に声掛けする

ブッキーテーブルはフットスイッチで高さと水平方向が自由に調節できるので，被検者位置の微調整が簡便である

カセッテの装填忘れに注意！
撮影したがカセッテが入っていなかったということがないように気を付ける

KUB撮影

■体位：仰臥位　　■撮影方向：A-P方向　　■撮影中心：腸骨稜線中心

KUB撮影

- 腹部単純X線撮影の1種：KUB（kidney, ureter, bladderの頭文字）

  > 尿路造影検査の前に
  > 腎臓〜膀胱（尿道）を含む範囲のX線像がコントロール像として必要

- 経静脈性尿路造影と組み合わせて行う場合は，尿路系結石の有無のほかにも一般の腹部単純X線画像の読影の要領に従って，腫瘤陰影，軟部陰影，異常ガス像や液体貯留の有無などを注意深く読影することが重要。

- 特に泌尿器系においては
  - 前立腺癌の骨形成性の骨転移
  - 原発性副甲状腺機能亢進症における骨粗鬆症
  - 神経因性排尿障害患者における仙骨の異常

  などの骨格陰影に注意を払うことが必要

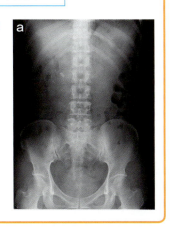
a

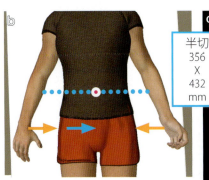
b

半切サイズでは腹部すべてをカバーできない場合がある

Point
- 恥骨（→）または大転子（→）を触知しフィルム下縁を見極める
- 患者に触れる前に声掛けする

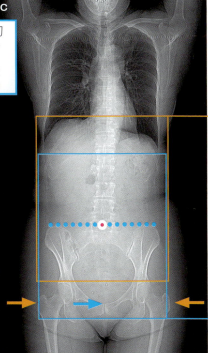
c

半切
356
×
432
mm

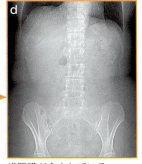
腹部臥位正面撮影
d
横隔膜が含まれている

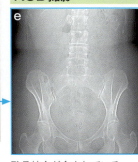
KUB撮影
e
恥骨結合が含まれている

KUB撮影は腎臓もしっかり含まれている必要があるので，視認しづらいが腎臓の輪郭が撮影範囲に入っているかの確認も忘れないこと

KUB撮影の画像確認で恥骨結合が含まれていれば膀胱が含まれている目安となる
（通常，膀胱は恥骨結合部より頭側に位置するため）

胸部・腹部

腸閉塞と腹部立位正面画像

腸閉塞(intestinal obstruction)とは

「腹痛・嘔吐・便秘(排便・排ガス停止)」の3つが特徴的な症状であり，腸管管腔の狭窄・閉塞や腸管蠕動の低下・消失により通過障害を引き起こすことを指す

イレウスとは(ileus；英語，ラテン語)

- 従来日本では，腸管管腔の狭窄・閉塞といった通過障害による腸閉塞である機械性イレウス，汎発性腹膜炎などによる腸管蠕動の低下・消失など腸管麻痺に起因する機能性イレウスいずれも区別せずイレウスとよんできた。しかし，海外では機能性イレウス(腸管麻痺)のみをイレウスと示し，機械性イレウスは，腸閉塞と示している
- 日本腹部救急医学会など5学会合同作成の「急性腹症診療ガイドライン」でも区別されている
- 本書でも急性腹症診療ガイドラインと同様の定義で表記している

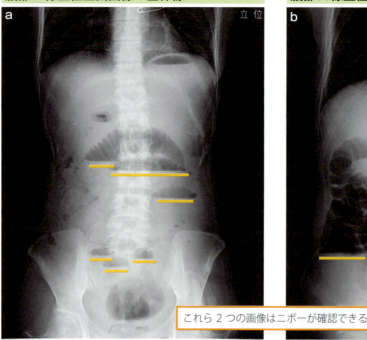
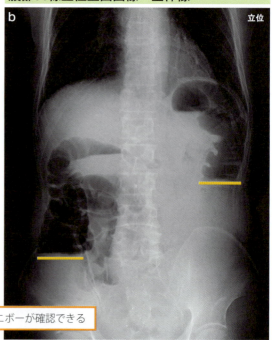

腹部X線立位正面画像　全体像

これら2つの画像はニボーが確認できる

- 腹部X線立位正面画像における腸閉塞の特徴は「腹部立位撮影での消化管内鏡面像の有無」である
- ニボー(neveau：フランス語で「レベル」，air-fluid level：英語)とよばれ，腸管内に貯留した腸液と腸管内ガスが液面を形成することを示す

立位/臥位　見え方の違い

胸部・腹部

腹部X線立位正面画像　全体像
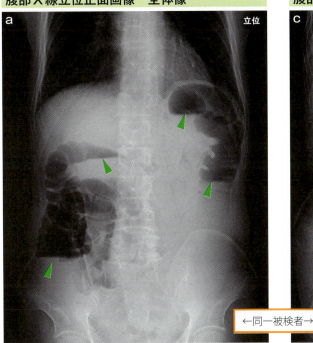
立位

腹部X線臥位正面画像　全体像
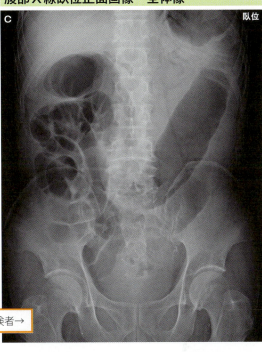
臥位

←同一被検者→

腹部X線立位正面撮影
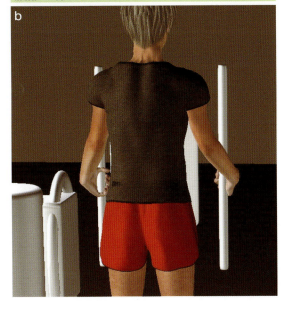

腹部X線臥位正面撮影
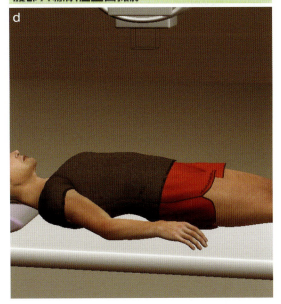

- 腸閉塞を疑う場合，臥位撮影のみではニボーを確認することができないため，注意する
- どうしても立位で撮影できない場合は，座位での撮影や半座位での撮影によって腸管内の腸液と腸管内ガスの液面が描出できるようにすることが必要である

胸部・腹部　腹腔内遊離ガス（free air）

> **腹腔内遊離ガス（free air）**
> 1）消化管由来の空気
> 　　　原因：潰瘍による穿孔・内視鏡操作による穿孔
> 2）手術・外傷に由来する外部の空気
> 　　　原因：外傷または手術操作によって入る空気
> 　　　　（手術後の空気の大部分は3日ほどで消失する）

腹部X線立位正面画像　全体像

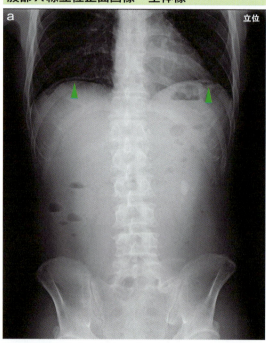

横隔膜下に遊離ガスが確認できる（▶）

胸部X線立位正面画像　全体像

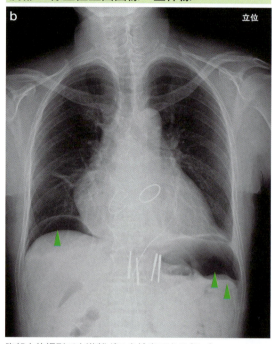

胸部立位撮影でも遊離ガスを検出できる（▶）

腹部右側臥位正面画像

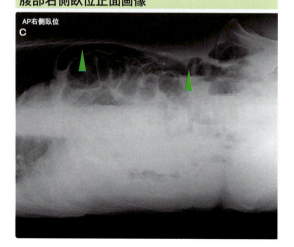

腹腔内遊離ガスは少量の場合検出が難しい場合があるが，右横隔膜直下など，正常では空気が存在しない場所で遊離ガスを確認した場合は，何らかの原因で腹腔内に空気が存在していることを示す

消化管以外の異常ガス像

消化管以外の異常ガス像
- 胆管内ガス像
  術後，胆石による穿孔など
- 門脈，腸管壁内ガス像
  閉塞，感染，腸間膜動脈血栓症などによる腸管壊死
- 胆嚢，腎臓のガス像
  ガス産生菌感染

Point
- 右季肋部は肝臓があるため，正常では腸管ガスなどは観察できない
- ガス像の検出は何らかの異常を示す

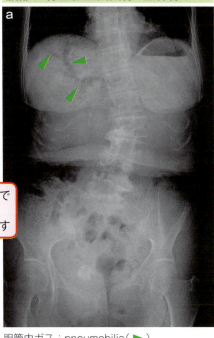

腹部X線立位正面画像　全体像
胆管内ガス：pneumobilia（▶）

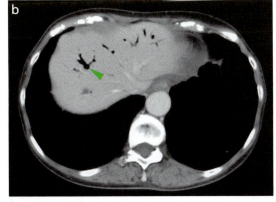

CT画像　横断像（造影後）
門脈内ガス（▶）

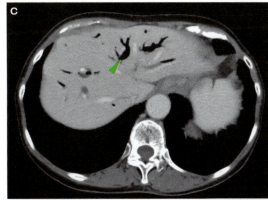

CT画像　横断像（造影後）

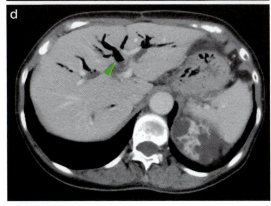

門脈内ガス（▶）

門脈内ガスの発生機序
- 腸管壁でのガス産生
- 膿瘍内ガスが門脈へ流入
- 門脈内でのガス産生菌の増生
上記3つが考えられている

胸部・腹部　閉塞しているのは小腸か？大腸か？

> **大腸閉塞**
> 拡張しているがハウストラを確認できる
> （明らかに小腸のような細かいヒダが確認できない）

腹部臥位正面画像
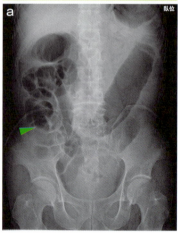
a
腸管の拡張が確認できる

腹部立位正面画像
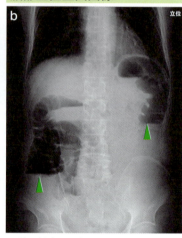
b
ニボーが確認できる

腹部臥位正面画像
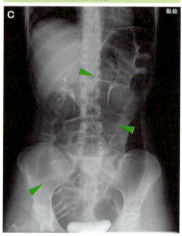
c
腸管の拡張が確認できる

> **小腸閉塞**
> ● 立位画像であればニボーが確認できる
> ● 臥位画像でも拡張腸管のケルクリングで確認可能

腹部立位正面画像
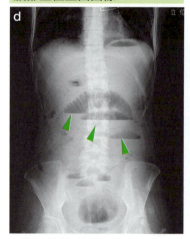
d
ニボーが確認できる

腹部臥位正面画像
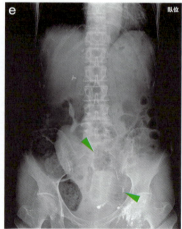
e
腸管の拡張が確認できる

腹部立位正面画像
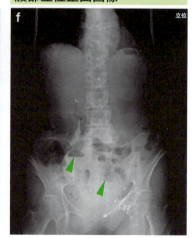
f
ニボーが確認できる

Point　臥位画像では閉塞を断定できないが，過拡張は閉塞を疑う

腹部の石灰化像

腹部X線画像で確認できる結石	● 胆石　　　　● 静脈石 ● 腎尿路結石　● 虫垂結石 ● 膀胱結石　　● リンパ節石灰化

胆石

a CT画像　横断像

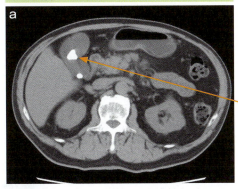

CT画像では胆嚢内に2個の胆石が確認できる

b 腹部X線立位正面画像　全体像

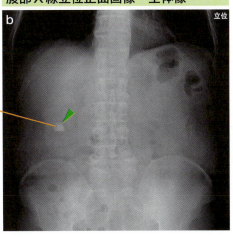

腎結石

c CT画像

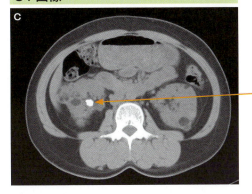

d 腹部X線立位正面画像　全体像

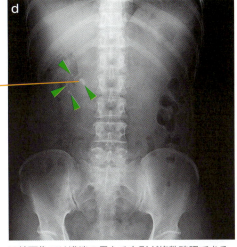

X線画像では濃淡の異なる白影が複数確認できる

膀胱結石

e

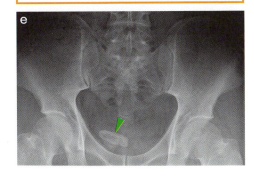

胸部・腹部　腫瘤陰影①：腹腔内腫瘤

> **腫瘤が腹部X線画像で描出される条件**
> - 腫瘤が大きい
> - 腸管ガスを圧迫・偏位
> - 後腹膜腔の脂肪内に存在
> - 腫瘤内に脂肪/石灰化/ガスが存在

腹部X線立位正面画像　全体像

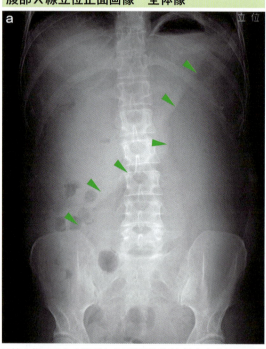

X線画像では左上腹部から下腹部ほぼ全体を占める陰影が認められる（▶）

CT画像　横断像（単純）

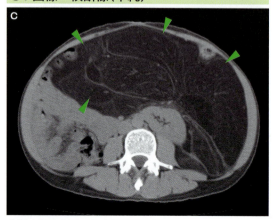

症例：脂肪肉腫。脂肪主体の腫瘍部分はCT値がマイナスである（▶）

CT画像　冠状断像（造影後）

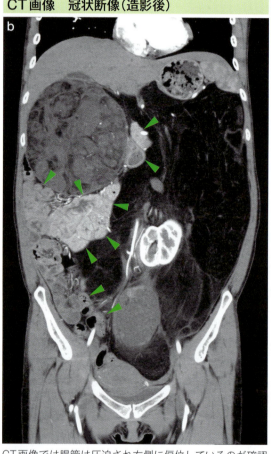

CT画像では腸管は圧迫され右側に偏位しているのが確認できる（▶）

> - X線画像での腫瘤描出において，腹部臓器の大部分は水濃度であり，異常ガス像や偏位が認められない限り，腫瘤と正常臓器との識別は困難な場合が多い
> - 腫瘤に脂肪や石灰化を含む場合は識別できることがある

腫瘤陰影②：臓器腫大

腫瘤が腹部X線画像で描出される条件
- 主に肝臓，脾臓，腎臓，子宮，卵巣
- 臓器の表面より突出したもの
- 臓器全体の腫大

- 尿の充満した膀胱
- 腸閉塞により拡大した腸管
- 内容物のたまった胃

→ 腫瘍と間違えられやすい（偽腫瘍）

腹部X線臥位正面画像　全体像

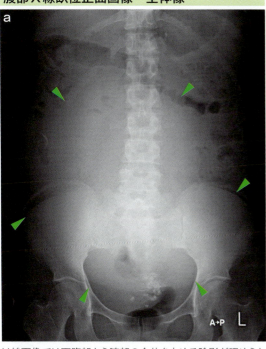

CT画像　横断像（造影後）

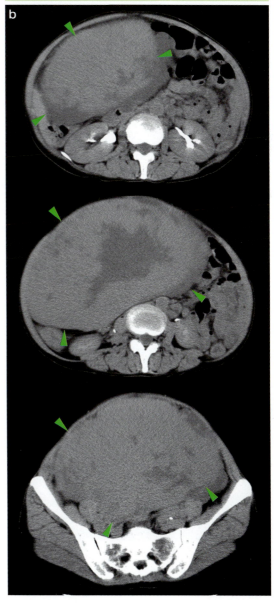

X線画像では下腹部から臍部の全体を占める陰影が認められる。CT画像でも腹腔内を占拠する巨大な腫瘤が確認できる。
症例：子宮筋腫

Point
腸管ガスの分布や位置で腫大している臓器を予想できる場合がある（肝臓，脾臓，腎臓，子宮）

十二指腸〜空腸閉塞

胸部・腹部

腹部X線立位正面画像　全体像	右季肋部拡大像

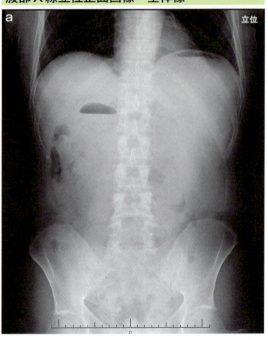
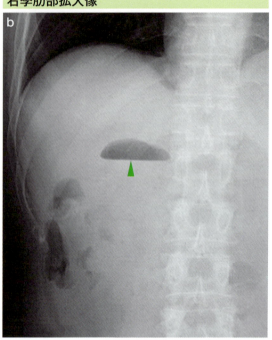

- X線画像では右季肋部にニボー（鏡面像）が確認できる（b：▶）
- CT画像横断像では膵頭部が腫大しており，冠状断像では拡張した小腸にケルクリングが確認できる
- 空腸近位には腸液が充満しているのが確認できるが，ほとんど腸管ガスがないため，X線画像では均一濃度である

CT画像　横断像	CT画像　冠状断像

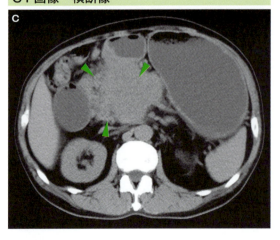
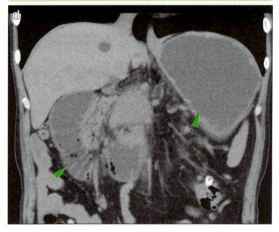

CT画像所見（図c,d）
- 膵頭部に内部不均一な腫瘤がある
- 十二指腸水平脚から空腸近位部で腫瘍の浸潤が見られ，閉塞している
- 進行膵癌の所見

小腸閉塞①

腹部X線立位正面画像　全体像

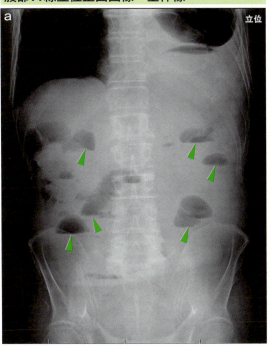

腹部X線臥位正面画像　全体像

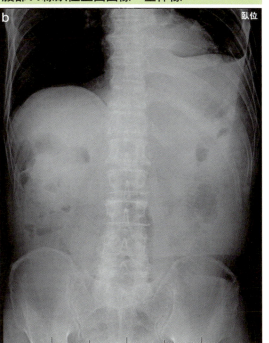

- X線立位画像では多数のニボーが確認できるが（a：▶），X線臥位画像では腸液が背面に貯留するため，異常ガス像は確認できない
- CT画像では液面形成や小腸の拡張が確認できる（c,d：▶）

CT画像　冠状断像（造影後）

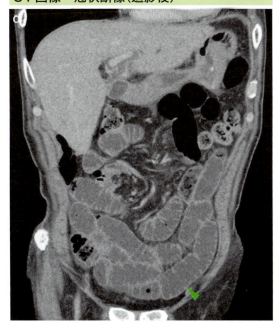

CT画像　横断像（造影後）

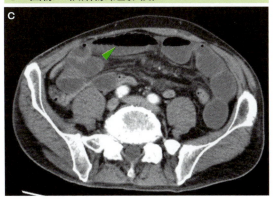

CT画像所見（図c,d）
- 小腸は全体に液貯留とニボー形成を認め，腸閉塞の所見である
- 拡張した腸管の造影効果は保たれている

胸部・腹部　小腸閉塞②

腹部X線立位正面画像　全体像

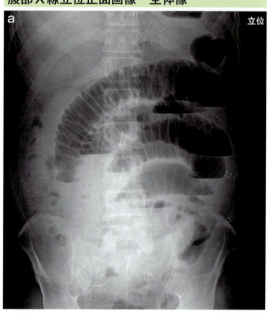

拡大像

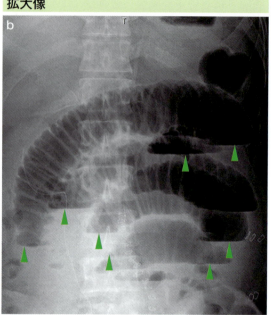

- X線画像では拡張した腸管内に腸管ガスが充満しており，多数のニボーが確認できる（b：▶）
- CT画像でも腸管ガスの充満と腸液液面形成（d：▶）が確認できる

CT画像　冠状断像

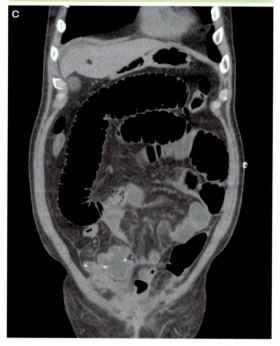

CT画像　横断像

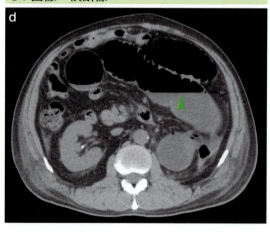

CT画像所見（図c, d）
- 小腸は全体的に拡張，液貯留やニボー形成が見られ，腸閉塞の所見である
- 左下腹部付近より口側の腸管が拡張しており，膀胱全摘除術に伴う回腸導管増設術後の癒着がその原因である

小腸閉塞③

腹部X線立位正面画像　全体像

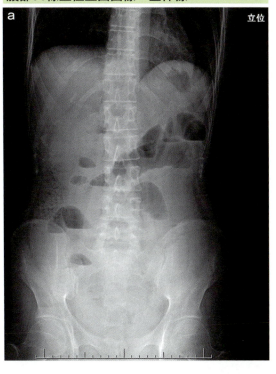

臍部拡大像

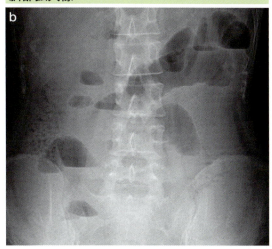

- X線画像では複数のニボーが確認できる
- 腸管内の液貯留はX線では直接的に観察できないが，液面形成により推察できる

CT画像　横断像

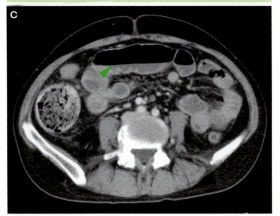

CTは臥位での撮影であるため，液面は寝台と水平方向に確認される（▶）

CT画像　冠状断像

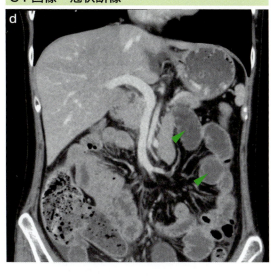

CT画像所見（図c, d）
回腸末端から上行結腸にかけて便貯留が目立ち，腹側の小腸には拡張と液貯留を認め，腸閉塞の所見である

胸部・腹部

大腸閉塞

腹部X線立位正面画像　全体像

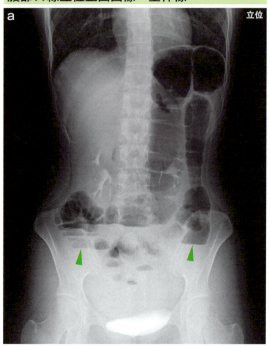

腹部X線臥位正面画像　全体像

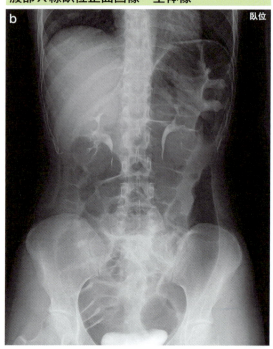

- X線立位画像ではニボーを認め腸管が拡張していることが確認できる（a：▶）
- 拡張した腸管は左季肋部に及んでおり，CT画像でも胃よりも頭側に拡張した腸管（横行結腸）が確認できる（c：▶）
- ガス像が結腸隆起（ハウストラ）を示しており，大腸で閉塞が生じていることがわかる

CT画像　横断像（造影後）

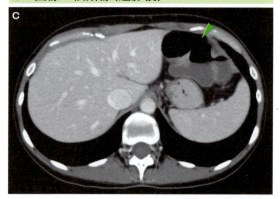

拡張した大腸ガス像

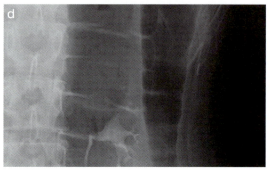

大腸外壁構造（ハウストラ）

拡張した小腸ガス像

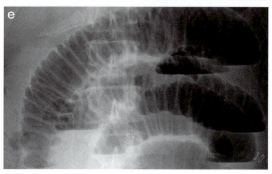

小腸外壁構造（ケルクリング）

結腸穿孔

腹部X線立位正面画像　全体像	CT画像　冠状断像
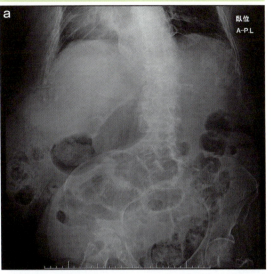	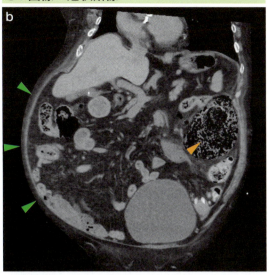

※被検者は習慣性便秘症がもともとあり数日前から排便がなく，浣腸・経口下剤追加でも排便がない状態であった

- X線画像では右側腹部が突出しており，腸管ガスが突出部に確認できる
- CT画像でも右側腹部が体輪郭から大きく被検者右側に突出していることが確認でき（▶），結腸脾彎曲部には小さなガスを多数伴った便塊が確認できる（▶）

CT画像　横断像	CT画像　冠状断像
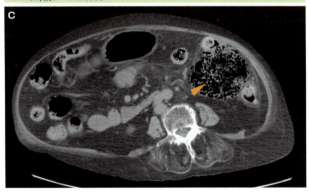	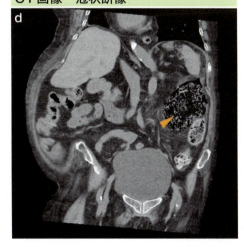

CT画像所見（図b〜d）
- 結腸脾彎曲部で腸管壁の連続性が途絶し，腸管外に多量の便塊が脱出している
- 近傍の後腹膜と思われる部位に少量のfree airも認められ，腸管穿孔の所見である
- 腸管に腸閉塞を示唆する拡張所見は認めない

胸部・腹部　腎/尿管結石

腹部X線臥位正面画像　全体像	拡大像

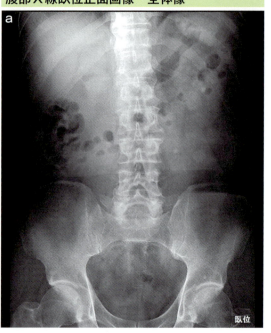
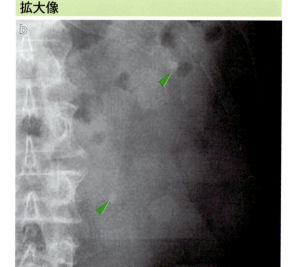

- X線画像では第3腰椎の被検者左側および第12肋骨先端部に結石を示す淡い白影が確認できる（b：▶）
- CT所見では右腎臓にも結石を指摘していたが，X線画像では腸管ガスと重なると淡い白影は確認できない
- 腎結石は無治療で膀胱内に移動し排泄される場合がある

CT画像　横断像	CT画像　冠状断像

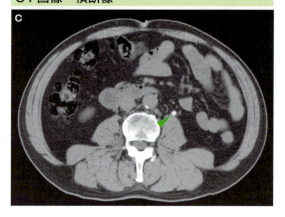
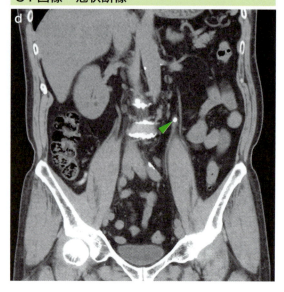

CT画像所見（図c,d）
臍の高さで左尿管に5mm大の結石を認め（c,d：▶），尿管結石の所見である

腹膜気腫

腹部X線立位正面画像　全体像

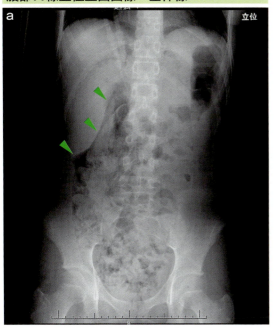

同一被検者　別日撮影

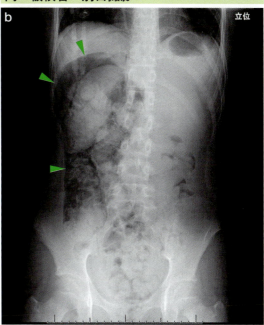

- X線画像では図aは肝臓下縁に明らかに腸管ガスとは異なるガス像（▶）が確認でき，図bでは肝臓周囲のガス像（▶）が明らかに異常である
- 左側臥位正面（デクビタス）で撮影すると（上部）被検者右側にfree airが観察できる（c：▶）
- CT画像では腹腔内に空気が確認できる（d：▶）

腹部X線左側臥位正面画像

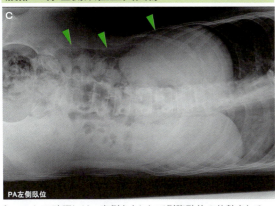

free airの確認には，患側を上にして側腹臥位の体勢をとる

CT画像　横断像

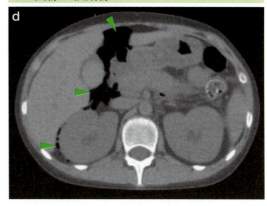

CT画像所見（図d）
下大静脈周囲や右腎周囲腔，網嚢内にガスがあり，腹膜腔および後腹膜腔の気腫である

胸部・腹部　ポータブル胸部正面撮影①

■体位：仰臥位/座位/半座位　　■撮影方向：A-P方向　　■撮影中心：第6-7胸椎（乳頭を結ぶ線中心）

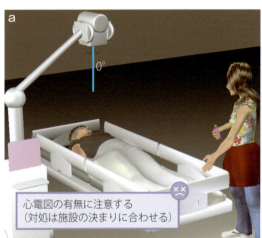

心電図の有無に注意する
（対処は施設の決まりに合わせる）

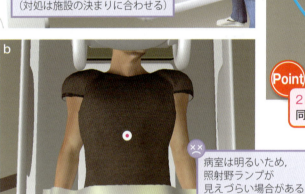

病室は明るいため，
照射野ランプが
見えづらい場合がある

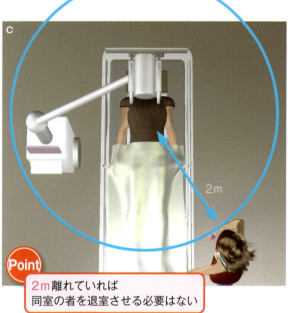

Point
2m離れていれば
同室の者を退室させる必要はない

ポータブル撮影後は，カセッテのアルコール消毒/次亜塩素酸ナトリウム消毒など，感染症に合わせた適切な対応をして，院内感染発生防止に努めなければならない

座位（半座位）撮影

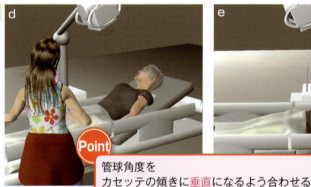

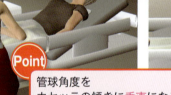

Point
管球角度を
カセッテの傾きに**垂直**になるよう合わせる

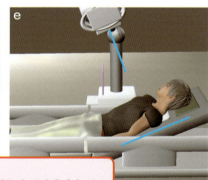

座位の場合は
ポータブル装置の
位置を被検者から
遠ざけると管球の
取り回しが容易

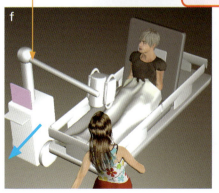

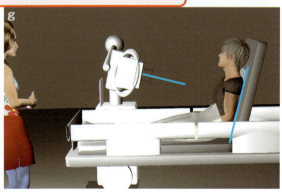

ポータブル胸部正面撮影②

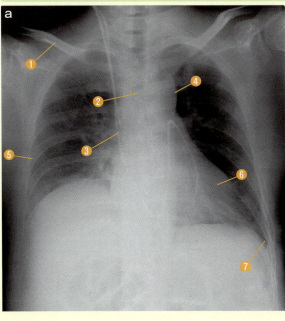

ポータブル胸部正面撮影　正常像

① 鎖骨　clavicle
② 胸骨ワイヤー　sternal wire
③ スワンガンツカテーテル　Swan-Ganz catheter
④ 弓部大動脈　aortic arch
⑤ 肋骨　rib
⑥ 左心室　left ventricle
⑦ 肋骨横隔膜角　costophrenic angle

撮影時データ
管電圧　　：70kV
電流時間積：8mAs
グリッド（−）
SID　　　：120cm

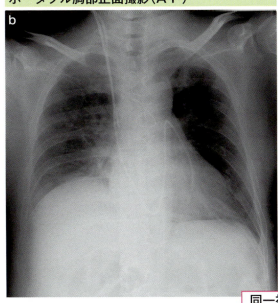

ポータブル胸部正面撮影（A-P）

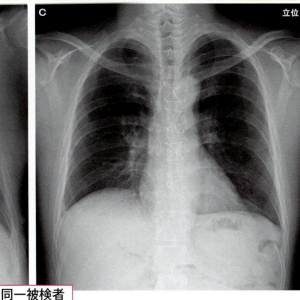

立位胸部正面撮影（P-A）

同一被検者

管電圧　：70kV
グリッド：−
SID　　：120cm

さまざまな要素によって画像に差異が生じる

管電圧　：120kV
グリッド：＋
SID　　：200cm

【例】散乱線，拡大率，撮影ポジション

臥位での胸部撮影では十分に肩甲骨を肺野から外すことは難しい。ポータブル撮影画像の特徴として，SIDが立位胸部撮影に比べて短いことなどから，胸部前面の拡大率が大きくなり，鎖骨の位置も頭側に投影されることが多い

胸部・腹部　ポータブル腹部正面撮影①

■体位：仰臥位　　■撮影方向：A-P方向　　■撮影中心：腸骨稜より3横指頭側

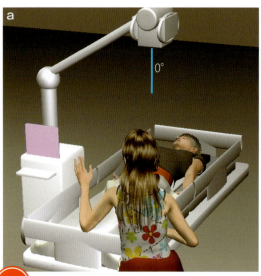

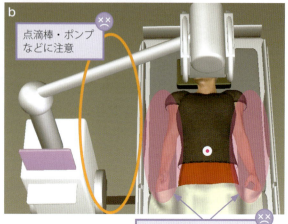

Point 病棟では装置移動時やポジショニング時にチューブの抜管などに十分気をつける

点滴棒・ポンプなどに注意

被検者から延びているチューブ類に注意

Point
- グリッドを使用
- 撮影時は2m以上距離を置く
- 2名以上で撮影に臨むとカセッテ配置が容易

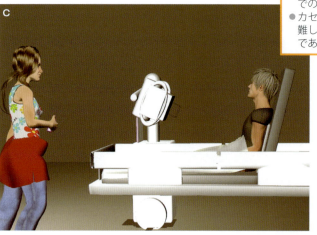

- ポータブル撮影においても，free air確認のため座位での腹部撮影を要求される場合がある
- カセッテと管球角度を垂直にすることは，腹部の場合難しいため，角度を少し頭尾方向に振ると撮影が容易である

- ポータブル腹部撮影は，撮影室のブッキーテーブルでの撮影と違い，直接被検者の下にカセッテを敷くこととなる
- 病棟のベッド上では被検者の体が自重で沈むため，カセッテの背部への挿入は難しい
- カセッテを敷いてしまってから微調整するのは大変なため，あらかじめ挿入位置を見極めておく必要がある

ポータブル腹部正面撮影②

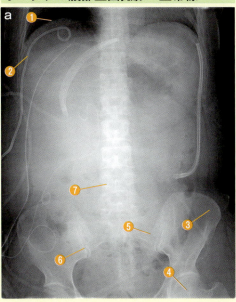

ポータブル腹部正面撮影　正常像

① 横隔膜　diaphragm
② ドレナージチューブ　drainage tube
③ 腸骨　ilium
④ 大腿骨頭　head of femur
⑤ 仙骨　sacrum
⑥ 仙腸関節　sacro-iliac joint
⑦ 腰椎　lumber spine

撮影時データ
管電圧　　：85kV
電流時間積：24mAs
グリッド（＋）
SID　　　：120cm

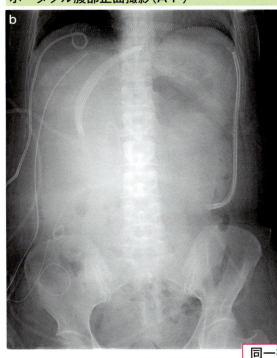

ポータブル腹部正面撮影（A-P）

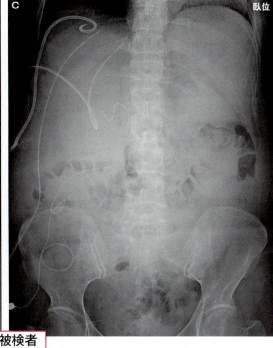

仰臥位腹部正面撮影（A-P）

同一被検者

管電圧　：80kV
グリッド：＋
SID　　：120cm

← さまざまな要素によって画像に差異が生じる →

管電圧　：85kV
グリッド：＋
SID　　：120cm

3章

骨盤

骨盤正面撮影①

骨盤

■体位：仰臥位　　■撮影方向：A-P方向　　■撮影中心：腸骨稜－恥骨結合レベルの中央

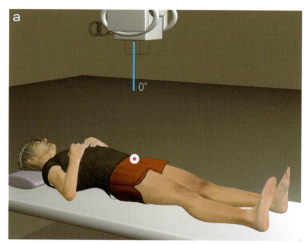

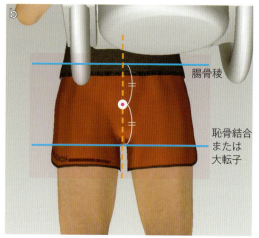

腸骨稜

恥骨結合
または
大転子

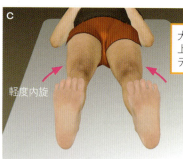

軽度内旋

大角・半切サイズであればフィルム上縁から2横指足側の高さにカセッテを合わせるとよい

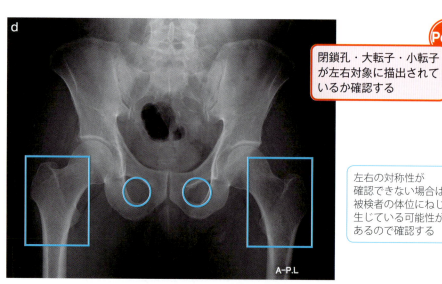

Point 閉鎖孔・大転子・小転子が左右対象に描出されているか確認する

左右の対称性が確認できない場合は被検者の体位にねじれが生じている可能性があるので確認する

骨盤部の撮影は呼吸停止にて撮影を行わないと，腹部の動きにより鮮鋭度が低下するので注意

骨盤正面撮影②

骨盤男女比較

恥骨下角
男性：小さい
女性：大きい

腸骨横長
男性：小さい
女性：大きい

小骨盤腔の形
男性：円錐
女性：円柱

男性骨盤

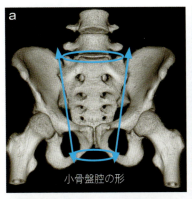

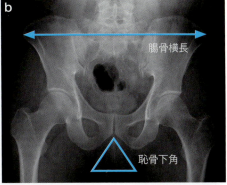

女性骨盤

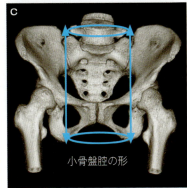

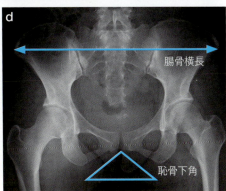

骨盤正面撮影　正常像

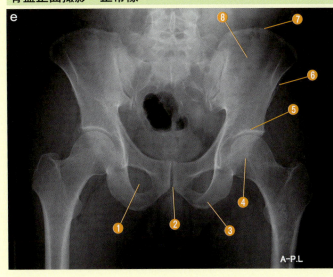

① 閉鎖孔　obturator foramen
② 恥骨結合　public symphysis
③ 坐骨　ischium
④ 大腿骨頭　head of femur
⑤ 寛骨臼（臼蓋）　acetabulum
⑥ 上前腸骨棘　anterior superior iliac spine
⑦ 腸骨稜　iliac crest
⑧ 腸骨　ilium

撮影時データ
管電圧　　：80kV
管電流　　：250mA
撮影時間　：80ms
電流時間積：20mAs
グリッド（+）
SID　　　：100cm

骨盤 腸骨正面撮影

■体位：仰臥位　　■撮影方向：A-P方向　　■撮影中心：腸骨稜－恥骨結合レベルの中央

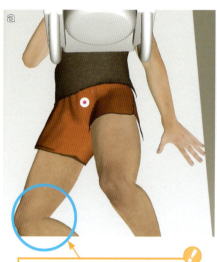

検側の膝を軽度屈曲させると体位が安定する
(腰に補助具を挿入して斜位にするのも効果的)

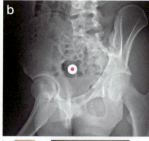

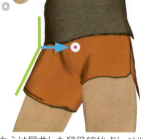

中心は屈曲した鼠径線始点レベル
(大腿付け根のレベル)

Point 観察したい腸骨が下になるように斜位にさせる
(観察したい方向を向いて斜位になってもらう)

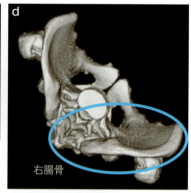

右腸骨

頭側から観察(45°傾斜)

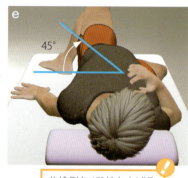

非検側を45°持ち上げる

右腸骨正面撮影　正常像

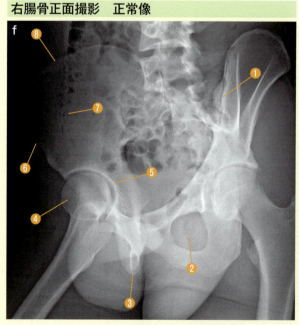

① 仙腸関節　sacro-iliac joint
② 閉鎖孔　obturator foramen
③ 坐骨　ischium
④ 大腿骨頭　head of femur
⑤ 寛骨臼(臼蓋)　acetabulum
⑥ 上前腸骨棘　anterior superior iliac spine
⑦ 腸骨稜　iliac crest
⑧ 腸骨　ilium

撮影時データ
管電圧　　：85kV
管電流　　：250mA
撮影時間　：160ms
電流時間積：40mAs
グリッド(+)
SID　　　：100cm

骨盤 仙腸関節正面撮影

■体位：仰臥位　■撮影方向：A-P方向　■撮影中心：恥骨結合より3横指上（4～5cm）

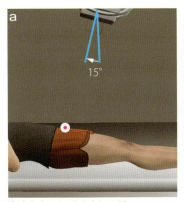

管球方向は尾頭方向に15°

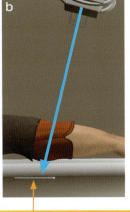

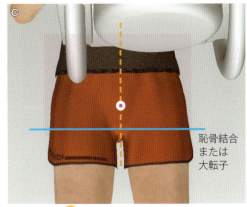

恥骨結合または大転子

 Point 管球を尾頭方向に傾斜させ撮影する

- カセッテの配置に注意する
- ブッキー台収納か直接敷くかによって程度が異なるが，斜入により頭側に画像が流れる

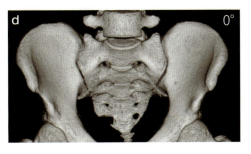

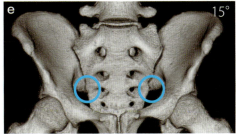

15°では，仙腸関節全体が描出できる

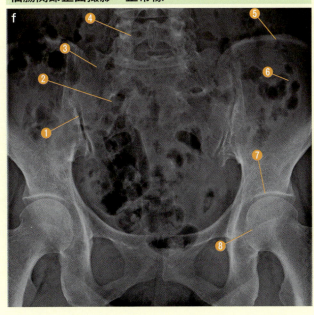

仙腸関節正面撮影　正常像

① 仙腸関節　sacro-iliac joint
② 仙骨孔　sacral foramen
③ 仙骨　sacrum
④ 第5腰椎　lumber spine #5
⑤ 腸骨稜　iliac crest
⑥ 腸骨　ilium
⑦ 寛骨臼（臼蓋）　acetabulum
⑧ 大腿骨頭　head of femur

撮影時データ
管電圧　　：80kV
管電流　　：250mA
撮影時間　：72ms
電流時間積：18mAs
グリッド（＋）
SID　　　：100cm

骨盤　仙腸関節斜位撮影

■体位：仰臥位　　■撮影方向：A-P方向
■撮影中心：腸骨稜より3横指下（4～5cm），腸骨外側より3横指内側

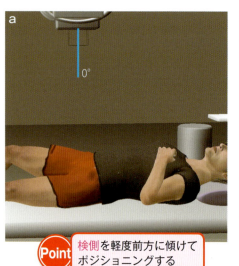

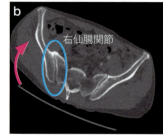

検側を15～20°前方へ

腸骨正面は「非検側」を持ち上げて撮影するが，仙腸関節は「検側」を持ち上げて撮影なので間違わないように注意する

右腸骨正面撮影→腹背第2斜位(第4斜位)＝骨盤左側を前方へ
右仙腸関節斜位撮影→腹背第1斜位(第3斜位)＝骨盤右側を前方へ

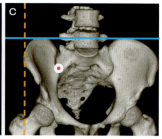

Point　検側を軽度前方に傾けてポジショニングする

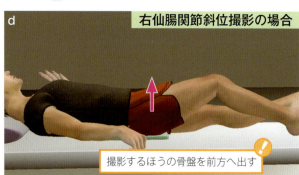

右仙腸関節斜位撮影の場合

撮影するほうの骨盤を前方へ出す

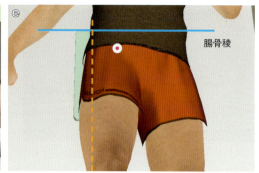

腸骨稜

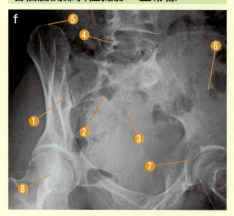

右仙腸関節斜位撮影　正常像

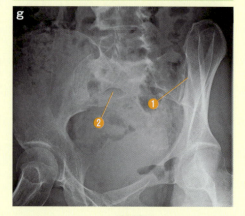

左仙腸関節斜位撮影　正常像

① 仙腸関節　sacro-iliac joint
② 仙骨孔　sacral foramen
③ 仙骨　sacrum
④ 第5腰椎　lumber spine #5
⑤ 腸骨稜　iliac crest
⑥ 腸骨　ilium
⑦ 寛骨臼（臼蓋）　acetabulum
⑧ 大腿骨頭　head of femur

撮影時データ
管電圧　　：80kV
管電流　　：250mA
撮影時間　：128ms
電流時間積：32mAs
グリッド（+）
SID　　　：100cm

骨盤 Martius法撮影（マルチウス）

- ■体位：座位（半座位）
- ■撮影方向：A-P方向
- ■撮影中心：大転子より頭側5cm（3横指）の正中

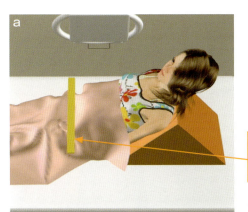

a

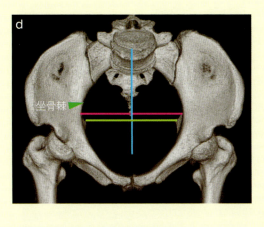

b

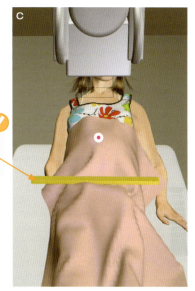

c

計測用メジャー（不透過メモリ入り）を恥骨上縁と同じ高さに置く

マルチウス法・グースマン法専用の撮影台にはメジャーも内蔵されている

計測用メジャーが画像に描出されるようにカセッテ位置に気を付ける

 Point　大転子を触知して確実に撮影中心を設定する

d

坐骨棘

── ：骨盤入口部最大横径
── ：解剖学的真結合線
── ：骨盤狭横径

マルチウス法撮影　正常像

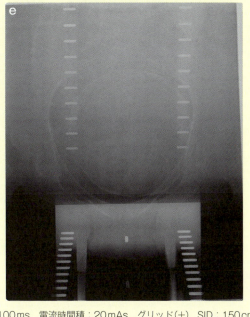

e

撮影時データ　管電圧：110kV, 管電流：200mA, 撮影時間：100ms, 電流時間積：20mAs, グリッド（＋）, SID：150cm

骨盤 Guthmann（グースマン）法撮影

- **体位**：半座位（または立位）
- **撮影方向**：R-L方向
- **撮影中心**：大転子より頭側5cm（3横指）大腿骨頭の高さ

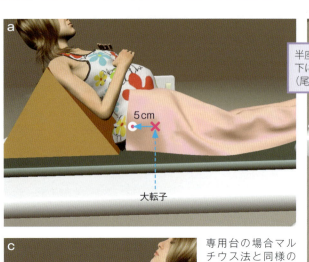

a

5cm

大転子

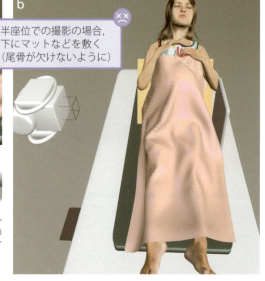

b

半座位での撮影の場合，下にマットなどを敷く（尾骨が欠けないように）

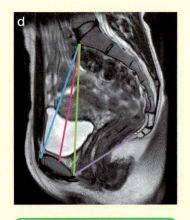

c

専用台の場合マルチウス法と同様の傾斜（50°）がついている

立位の場合は直立側面

計測用メジャー（不透過メモリ入り）は大腿間に挟み写りこむようにする

Point 大転子を触知して確実に撮影中心を設定する

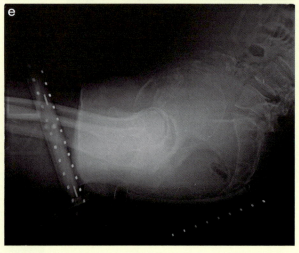

d

グースマン法撮影　正常像

e

― ：産科学的真結合線
― ：解剖学的真結合線
― ：対角結合線
― ：骨盤下口

撮影時データ　管電圧：120kV，管電流：250mA，撮影時間：400ms，電流時間積：100mAs，グリッド（＋），SID：150cm

4章 脊椎

頸椎正面撮影

脊椎

■体位：座位/立位　■撮影方向：A-P方向　■撮影中心：咽頭隆起（第4頸椎）

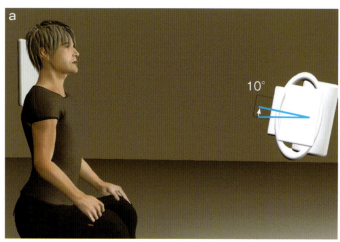

a　尾頭方向に10°

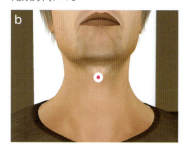

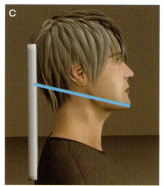

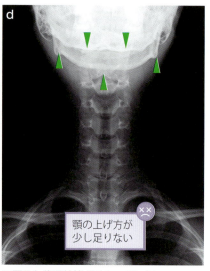

d　下顎骨と後頭結節が重なっていない

顎の上げ方が少し足りない

Point
下顎と後頭結節が重なるように顎を上げる（管球は尾頭方向に傾いているので，水平になるまでは顎を上げなくてよい）

頸椎正面撮影　正常像

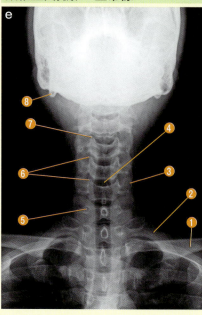

① 鎖骨 clavicle
② 第1肋骨 rib #1
③ 横突起 transverse process
④ 棘突起 spinous process
⑤ 椎弓根 pedicle
⑥ 鉤状突起 uncinate process
⑦ ルシュカ関節（＝鉤椎関節） Luschka joint(uncovertebral joint)
⑧ 下顎骨 mandible

撮影時データ
管電圧　　：80kV
管電流　　：250mA
撮影時間　：50ms
電流時間積：12.5mAs
グリッド（＋）
SID　　　：150cm

脊椎 頸椎斜位撮影

- ■体位：座位/立位
- ■撮影方向：第1/2斜位 A-P方向
- ■撮影中心：咽頭隆起（第4頸椎）の高さ，胸鎖乳突筋の前面に入射

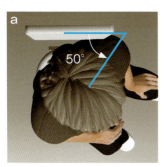
第1斜位

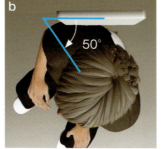
第2斜位

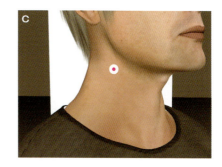

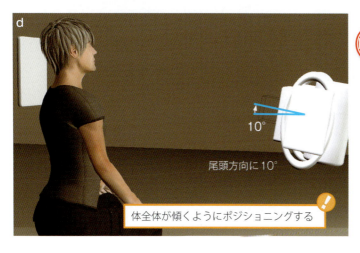

尾頭方向に10°

体全体が傾くようにポジショニングする

Point 首だけが斜位になることが多いので被検者の正面に立ち角度を確認する

頸椎斜位撮影（右前） 正常像

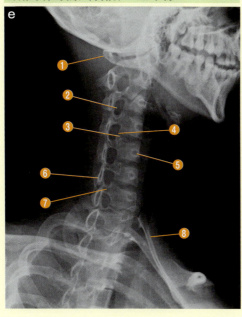

① 環椎後弓　posterior arch of atlas
② 椎間孔　intervertebral foramen
③ 鉤状突起　uncinate process
④ ルシュカ関節　Luschka joint
⑤ 椎弓根　pedicle
⑥ 横突起　transverse process
⑦ 椎弓板　lamina
⑧ 第1肋骨　rib #1

撮影時データ
管電圧　　：80kV
管電流　　：250mA
撮影時間　：50ms
電流時間積：12.5mAs
グリッド（＋）
SID　　　：150cm

| 脊椎 | # 頸椎症

> **頸椎症**
> 椎体の変形や椎間孔の狭小化で脊髄・神経根の圧迫が強まり，肩から上肢にかけての痛みや痺れが増強する

頸椎正面

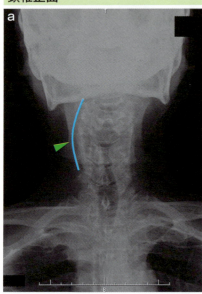

椎体アライメントの不整がみられる

頸椎側面

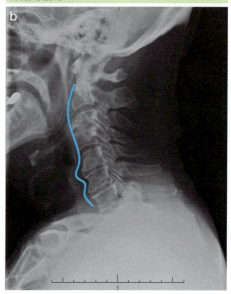

椎体アライメントの不整がみられる

頸椎斜位（第2斜位）

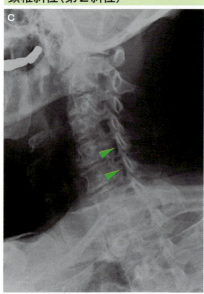

椎間孔の狭小化がみられる

MRI T2強調矢状断像

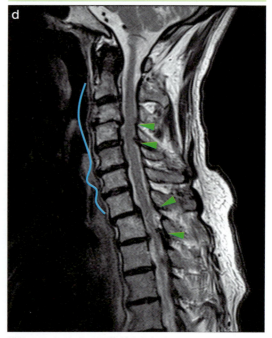

椎体アライメントの不整がみられる。
脊柱管が狭くなっている（▶）

脊椎 頸椎側面撮影

- ■体位：座位/立位　■撮影方向：R-L方向
- ■撮影中心：咽頭隆起（第4頸椎）の高さ，頸部の中央に入射

Point
- 肩の力を抜き下位頸椎が描出されるようにする
- 首のねじれに気をつける

カセッテとの距離があるため，首のぐらつきで写真がぶれないよう注意する（カセッテとの間にスペーサーを入れる場合もある）

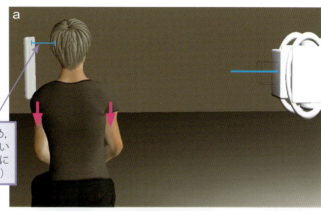

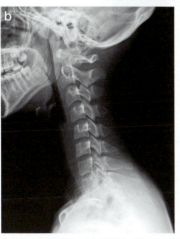

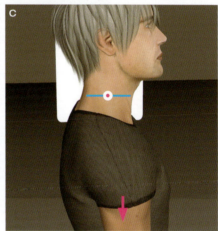

R-L方向で撮影しても反転して出力する場合が多い（MRIなどとの観察方向の一致のため）

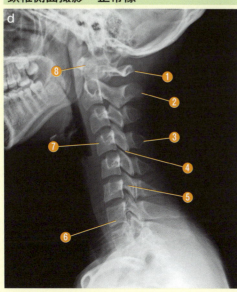

頸椎側面撮影　正常像

① 環椎後弓　posterior arch of atlas
② 軸椎棘突起　spinous process of axis
③ 棘突起　spinous process
④ 椎間関節　intervertebral joint space
⑤ 椎弓根　pedicle
⑥ 第1胸椎　thoracic spine #1
⑦ 椎体　vertebral body
⑧ 歯突起　odontoid process

撮影時データ
管電圧　：80kV
管電流　：250mA
撮影時間　：50ms
電流時間積：12.5mAs
グリッド（＋）
SID　：150cm

脊椎　頸椎前後屈撮影

■体位：座位/立位　　■撮影方向：R-L方向
■撮影中心：咽頭隆起（第4頸椎）の高さ，頸部の中央に入射

頸椎後屈撮影

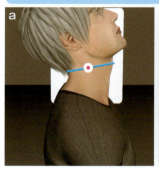
a

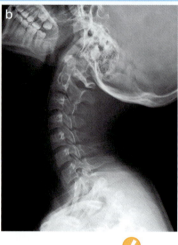
b

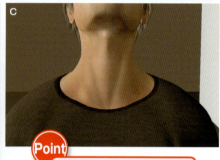
c

Point 肩を動かさないように背筋を伸ばしたまま天井を見る

⚠ 後屈は頭位が安定しないため，撮影時に軽く息を止めてもらうと安定する場合がある

頸椎前屈撮影

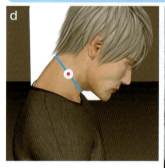
d

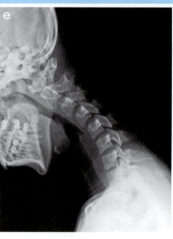
e

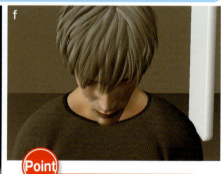
f

Point 臍部を見るように首のみ前屈する（顎を引くことを意識）

😖 前屈は背中が曲がっただけで頸椎が前屈していない場合があるので注意する

⭐ こちらが被検者の肩を支えた状態で顎を引いてもらうと頸椎だけ前屈させやすい

| 脊椎 | # 頸椎開口位撮影①

■**体位**：仰臥位　　■**撮影方向**：A-P方向　　■**撮影中心**：開口した口腔中心に入射

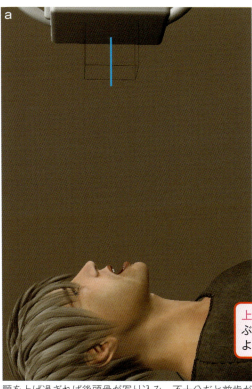

顎を上げ過ぎれば後頭骨が写り込み，不十分だと前歯が写り込む

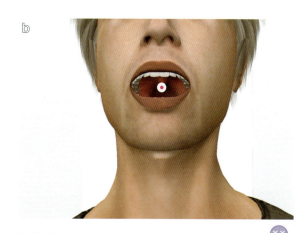

角度がなかなか決まらない場合は一度閉口してもらい角度を調節し，直前に再び開口してもらうようにする

Point　上顎前歯と後頭結節を結ぶ線に垂直にする（これよりも少し顎を上げる）

角度決定後に開口させる場合は，被検者の頭部を支えゆっくりと下あごを開いてもらうようにするとよい

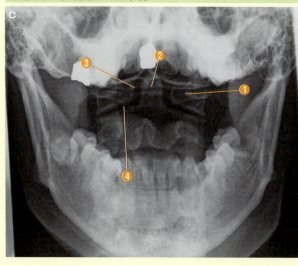

頸椎開口位撮影　正常像

① 環椎　atlas
② 歯突起　odontoid process
③ 環軸関節　atlantoaxial joint
④ 外側環軸関節　lateral atlantoaxial joint

撮影時データ
管電圧　　：75kV
管電流　　：200mA
撮影時間　：28ms
電流時間積：5.6mAs
グリッド（+）
SID　　　：100cm

脊椎 頸椎開口位撮影②

適切な例

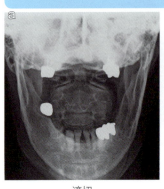
適切

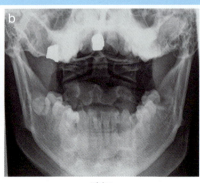
適切

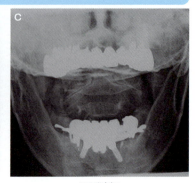
ほぼ適切

Point 環軸関節や歯突起が観察できるように，歯突起全体が他構造と重ならず描出できることが望ましい

顎の上下調節が必要な例

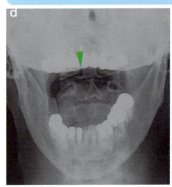
顎上げ足りず

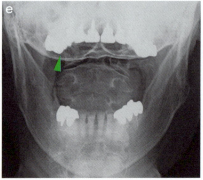
少し顎上げすぎ

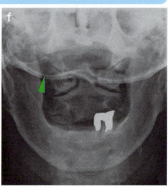
少し顎上げすぎ

顎の上下調節および頭の回転調節が必要な例

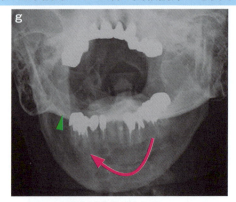
顎上げすぎ＋Rotation

少しの角度の違いが環椎/軸椎/環軸関節に前歯や後頭骨の重なりを生じる

脊椎　胸椎正面撮影

■体位：仰臥位　　■撮影方向：A-P方向　　■撮影中心：胸骨上縁と剣状突起の中点

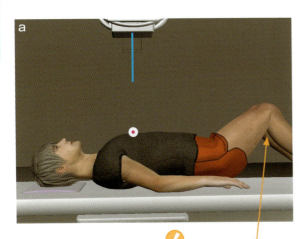

a

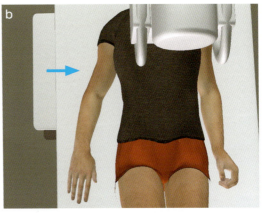

b

ブッキー撮影寝台にカセッテを挿入して撮影する

膝を軽く屈曲させる

Point
- 胸椎がTh1-12まですべて含まれているか確認（第1肋骨または第12遊離肋骨を確認）
- 撮影は呼気撮影

呼気撮影
呼気により含気を減少させることで肺野のコントラストを落とし，椎体骨を明瞭に描出することができる

遊離肋骨
第11，12肋骨は胸骨や肋軟骨に達しないで完全に浮いていることから，遊離肋骨や浮遊肋骨（floating ribs）とよばれる

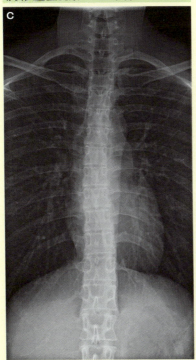

胸椎正面撮影　正常像

c

撮影時データ
管電圧　　：80kV
管電流　　：250mA
撮影時間　：50ms
電流時間積：12.5mAs
グリッド（+）
SID　　　：100cm

脊椎 胸椎側面撮影

■**体位**：側臥位　　■**撮影方向**：R-L方向　　■**撮影中心**：肩甲骨下縁の高さで背中より6cmの点（4横指）

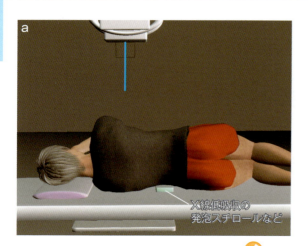

ウエストに補助具を入れ椎体を寝台と水平にする

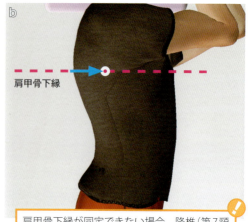

肩甲骨下縁が同定できない場合，隆椎（第7頸椎）を触知して，カセッテ上縁に合わせると胸椎を欠かさずに画像に収めることができる

Point
- 上腕を前方に突き出したほうが上位胸椎が上腕に重ならない
- 頸椎／胸椎移行部の体のねじれに気を付ける

胸椎側面撮影　正常像

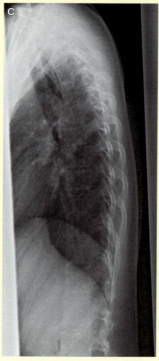

撮影時データ
管電圧　　：85kV
管電流　　：63mA
撮影時間　：500ms
電流時間積：31.5mAs
グリッド（＋）
SID　　　：100cm

| 脊椎 | ## 上位胸椎側面撮影（swimmer法） |

■体位：側臥位　　■撮影方向：R-L方向　　■撮影中心：下げた肩の上腕骨頭より4cm上方（2横指程度）

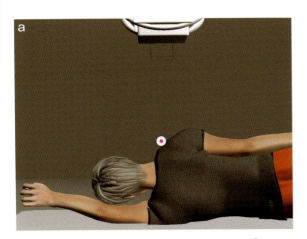

上腕位置に気をとられて体にねじれが生じている場合があるので，撮影直前には側面撮影のポジショニングになっているか確認する

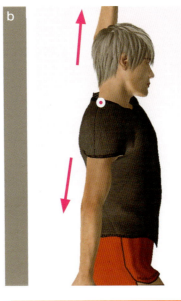

Point
● 寝台側の上腕をなるべく上方に挙上
● 管球側の肩を下げる

上位胸椎側面撮影　正常像

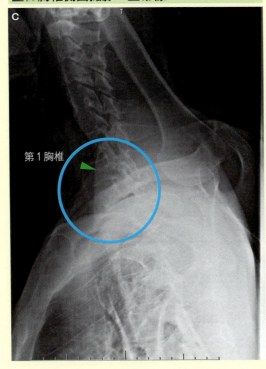

第1胸椎

撮影時データ
管電圧　　：80kV
管電流　　：250mA
撮影時間　：100ms
電流時間積：25mAs
グリッド（＋）
SID　　　：100cm

139

脊椎 腰椎正面撮影

■体位：仰臥位　　■撮影方向：A-P方向　　■撮影中心：肋骨弓下縁（第3腰椎）＝腸骨稜3横指頭側

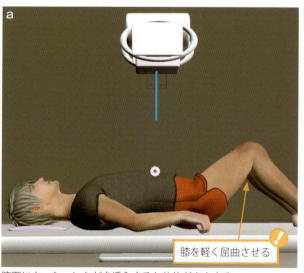

膝を軽く屈曲させる

膝下にクッションなどを挿入すると体位が安定する

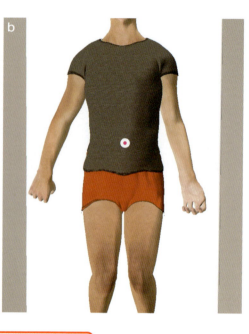

Point
- 骨盤部に回旋がないように一度膝を伸展してもらった状態から膝を屈曲するのがよい
- 息止め撮影（呼気）

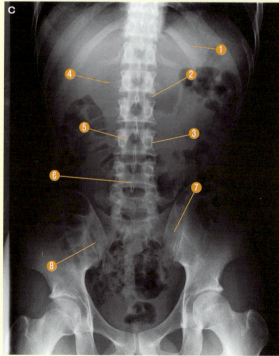

腰椎正面撮影　正常像

① 第12肋骨 rib #12
② 上関節突起 superior articular process
③ 椎弓根 pedicle
④ 横突起 transverse process
⑤ 下関節突起 inferior articular process
⑥ 棘突起 spinous process
⑦ 仙骨 sacrum
⑧ 仙腸関節 sacro-iliac joint

撮影時データ
管電圧　　：80kV
管電流　　：200mA
撮影時間　：160ms
電流時間積：32mAs
グリッド（+）
SID　　　：100cm

脊椎　腰椎側面撮影

■体位：側臥位　　■撮影方向：R-L方向　　■撮影中心：肋骨弓下縁（第3腰椎）＝腸骨稜3横指頭側

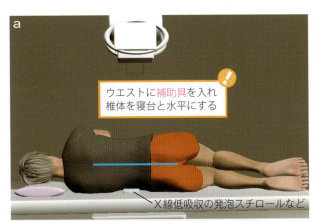

ウエストに補助具を入れ椎体を寝台と水平にする

X線低吸収の発泡スチロールなど

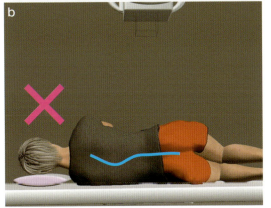

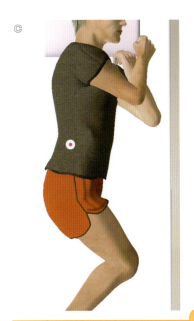

被検者前後方向の照射野絞りを入れる

Point
- 膝を軽度屈曲にし胸部側と骨盤部側にねじれが生じないようにする
- ウエスト部に補助具を挿入し，寝台と水平になるように調整

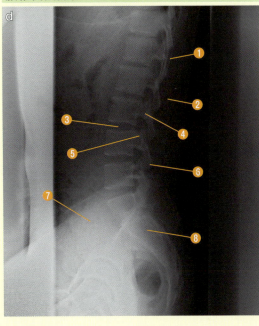

腰椎側面撮影　正常像

① 第12肋骨　rib #12
② 棘突起　spinous process
③ 椎間腔　vertebral disk space
④ 椎弓根　pedicle
⑤ 上関節突起　superior articular process
⑥ 下関節突起　inferior articular process
⑦ 腸骨　ilium
⑧ 仙骨　sacrum

撮影時データ
管電圧　　：90 kV
管電流　　：320 mA
撮影時間　：200 ms
電流時間積：64 mAs
グリッド（＋）
SID　　　：100 cm

脊椎 腰椎斜位撮影①

■**体位**：半側臥位　■**撮影方向**：第1/2斜位A-P方向
■**撮影中心**：肋骨弓下縁（第3腰椎）＝腸骨稜3横指頭側

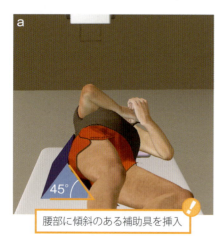
腰部に傾斜のある補助具を挿入

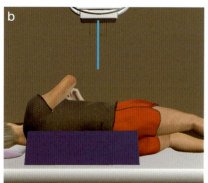

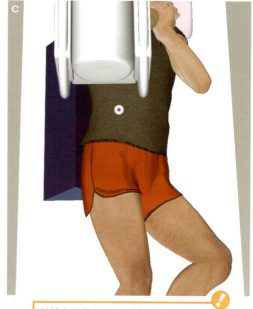
被検者前後方向の照射野絞りを入れる

Point
- 斜位にしたとき上方の膝を屈曲しすぎると骨盤に回旋が生じる
- 見た目で角度が足りないように見えるくらいが実際は腰椎にとって45°となっている

腰椎斜位撮影　正常像

① 横突起 transverse process
② 棘突起 spinous process
③ 下関節突起 inferior articular process
④ 上関節突起 superior articular process
⑤ 椎弓根 pedicle

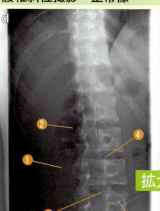
拡大
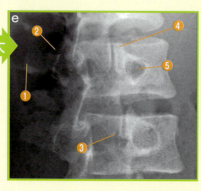
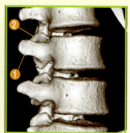
CT画像　VR処理

撮影時データ　管電圧：80kV，管電流：250mA，撮影時間：200ms，電流時間積：50mAs，グリッド(＋)，SID：100cm

脊椎 腰椎斜位撮影② ：腰椎傾斜角度とX線画像

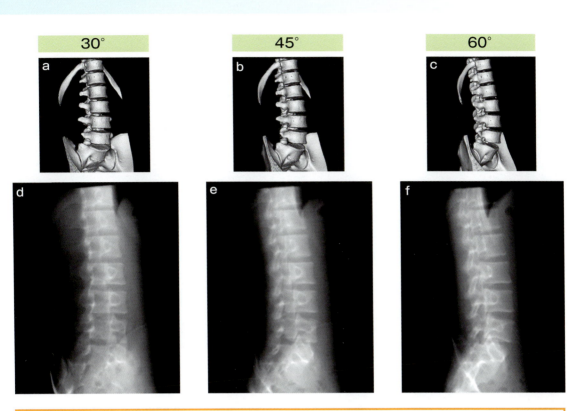

角度が大きくなると椎弓根が小さく描出される

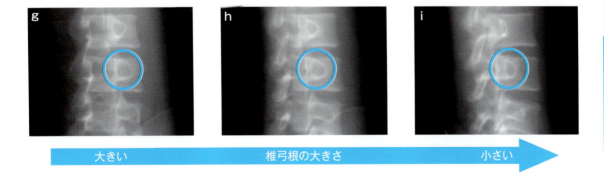

大きい　　　椎弓根の大きさ　　　小さい

脊椎　腰椎斜位撮影③：椎体の構造とドッグライン

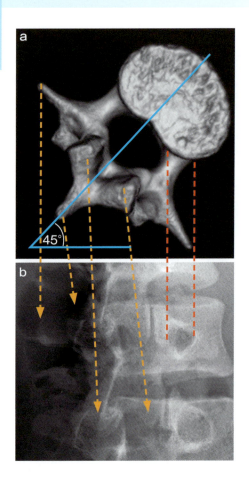

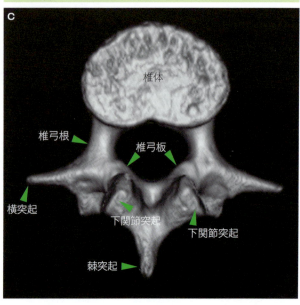

CT画像　VR処理（足側から）

椎体
椎弓根
椎弓板
横突起
下関節突起
下関節突起
棘突起

- 図aの椎体の投影からわかるように，ドッグラインは尾が横突起，足が下関節突起，首は椎弓板から構成されており，目は椎弓根の投影である
- 図aは足側から見た椎体であるので確認できないが，耳は上関節突起の投影である

※椎弓は椎弓根（pedicle）と椎弓板（lamina）からなる

ドッグライン（スコッチテリアサイン）

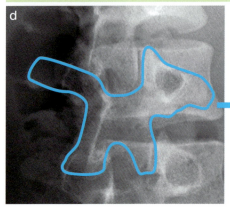
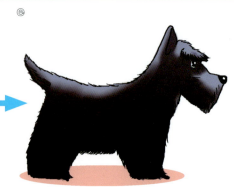

脊椎分離症

脊椎

腰椎分離症

腰椎分離症は，成長期における代表的なスポーツ障害で椎弓の関節突起間部に起こる疲労骨折に起因する

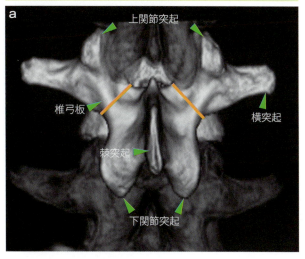

CT画像　VR処理（足側から）

a: 上関節突起／椎弓板／棘突起／横突起／下関節突起

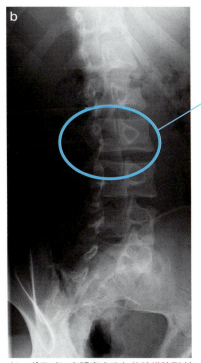

b: ドッグラインを観察すると首輪様陰影が認められるようになる（＝椎弓板に骨折線）

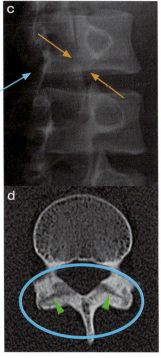

c: ドッグラインに首輪出現（骨折）

d:

脊椎　腰椎前屈・後屈撮影

■**体位**：側臥位　　■**撮影方向**：R-L方向　　■**撮影中心**：肋骨弓下縁（第3腰椎）＝腸骨稜3横指頭側

腰椎前屈撮影

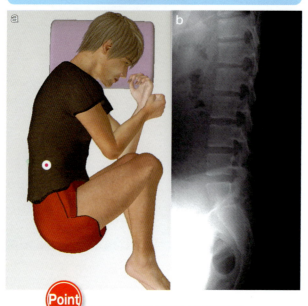

Point 膝を抱え込むような体勢をとってもらうと屈曲が得られやすい

腰椎後屈撮影

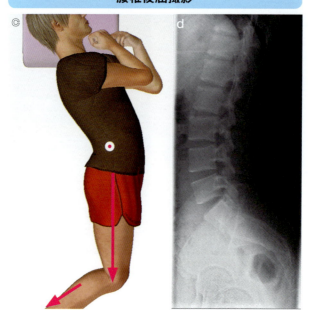

Point 大腿骨は体軸と水平にして膝を軽度屈曲すると安定する

脊椎 仙骨正面撮影

■**体位**：仰臥位　■**撮影方向**：A-P方向　■**撮影中心**：恥骨結合より3cm上方

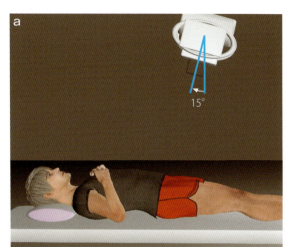

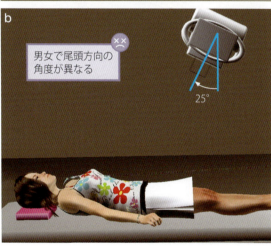

男女で尾頭方向の角度が異なる

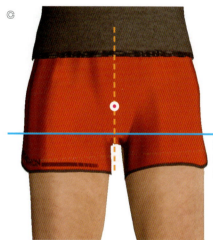

恥骨結合
または
大転子

Point
- 膝を屈曲させての撮影も可
  （その場合，尾頭方向角度−10°）
- 尾骨のみの観察の場合は
  管球は尾頭方向（男性15°/女性25°）

! 図aおよび図bは下肢伸展位での撮影であるが，膝を立てて撮影する場合，伸展位に比べ仙骨が水平に近づくため，管球角度は10°戻して撮影する（男性膝屈曲位：尾頭方向5°，女性膝屈曲位：尾頭方向15°）

脊椎　仙骨側面撮影

■体位：側臥位　■撮影方向：R-L方向　■撮影中心：腸骨稜と尾骨の中間，背面から4cm（2横指程度）

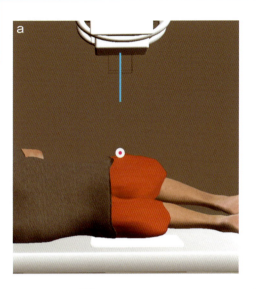

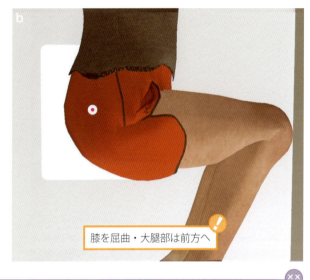

膝を屈曲・大腿部は前方へ

Point 骨盤部の回旋に注意する

仙骨は殿部背面からすぐのところに位置するため，体厚中心にカセッテを配置すると仙骨が中心に描出されないので注意する

脊椎　仙骨正面/側面撮影

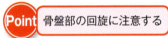

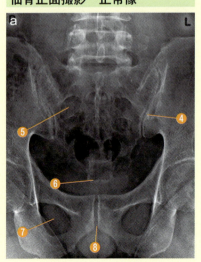

仙骨正面撮影　正常像

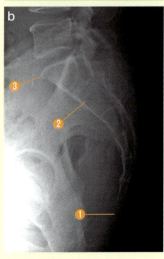

仙骨側面撮影　正常像

① 尾骨 coccyx
② 仙骨 sacrum
③ 岬角 promontry
④ 仙腸関節 sacro-iliac joint
⑤ 仙骨孔 sacral foramen
⑥ 仙骨尖 apex of sacrum
⑦ 閉鎖孔 obturator foramen
⑧ 恥骨結合 public symphysis

撮影時データ
管電圧　：80kV
管電流　：250mA
撮影時間：100ms
電流時間積：25mAs
グリッド（+）
SID　　：100cm

Point
● 正面は左右閉鎖孔を見て骨盤の回旋がないかを確認
● 側面はL5-S1椎間が抜けているかを確認

脊椎 全脊椎正面撮影

■**体位**：立位　　■**撮影方向**：A-P方向　　■**撮影中心**：剣状突起

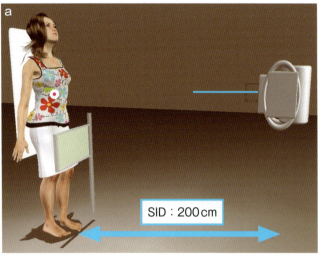

顎を軽く上げる

カセッテは長尺の専用のものがある

全脊椎正面撮影

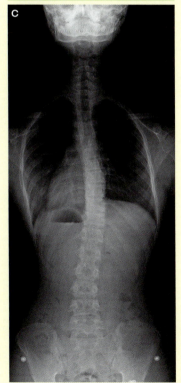

撮影時データ
管電圧　　：80kV
管電流　　：250mA
撮影時間　：200ms
電流時間積：50mAs
グリッド(+)
SID　　　：200cm

出力は背中から観察したview
（通常の胸腹部と左右反転）

脊椎　全脊椎側面撮影

■体位：立位　　■撮影方向：R-L方向　　■撮影中心：剣状突起

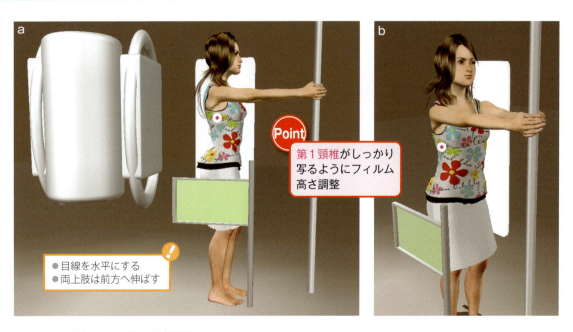

Point 第1頸椎がしっかり写るようにフィルム高さ調整

- 目線を水平にする
- 両上肢は前方へ伸ばす

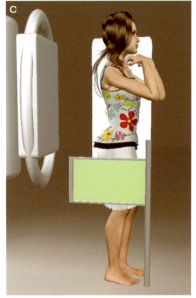

拳を軽く握り，手関節を軽度屈曲し鎖骨に置くポジショニングもある（clavicle ポジション）

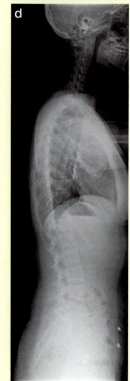

全脊椎側面撮影

撮影時データ
管電圧　　：90kV
管電流　　：320mA
撮影時間　：200ms
電流時間積：64mAs
グリッド（＋）
SID　　　：200cm

脊椎側彎症

> **脊椎側彎症**
> - 原因のわからない「特発性側彎症」が大部分を占めている
> - 専用のコルセットによる維持療法が行われることが多い

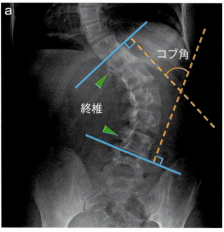

コブ角が50°を超えると手術適応

手術前

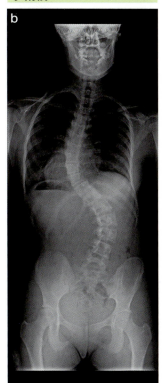

手術後

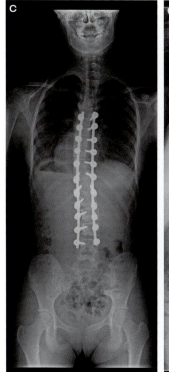
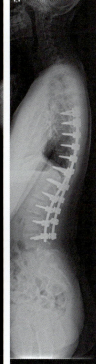

男女比は1：7で女性が多い

5章 上肢関節

上肢関節　肩関節正面撮影（true A-P撮影）①

■体位：立位/座位　　■撮影方向：A-P方向　　■撮影中心：上腕骨頭内側

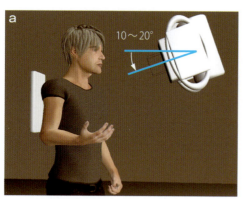

管球角度：頭尾方向10〜20°
体が前傾している被検者の場合は管球角度を小さくする

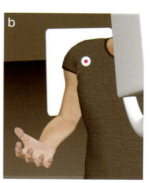

中心は上腕骨頭内側（烏口突起）

Point

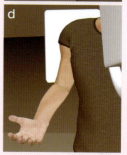

自然下垂すると**内旋ぎみ**になる。一度肩を触って肘を90°屈曲すると中間位が保てる

カセッテと体は30〜45°傾ける

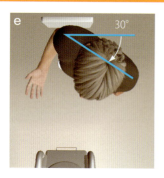
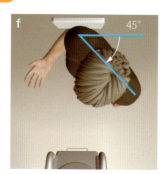

- 体格によって見た目で角度を合わせるのは難しい場合がある
- 左右肩峰を結んだ線を基準に角度を合わせるとよい

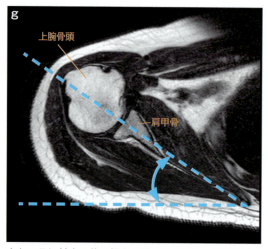

カセッテに対する体の傾きは肩甲骨が30〜45°の傾きをもっているとイメージすると角度の想像がつく

上肢関節 肩関節正面撮影 (true A-P撮影)②

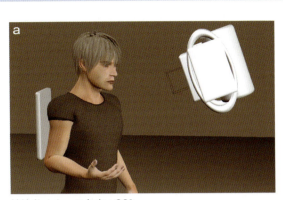

被検者-カセッテ角度：30°
管球角度：20°

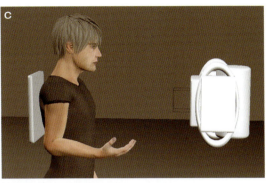

被検者-カセッテ角度：0°
管球角度：0°

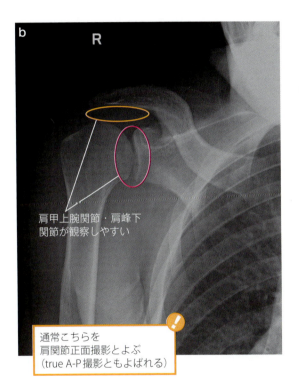

肩甲上腕関節・肩峰下関節が観察しやすい

通常こちらを
肩関節正面撮影とよぶ
（true A-P撮影ともよばれる）

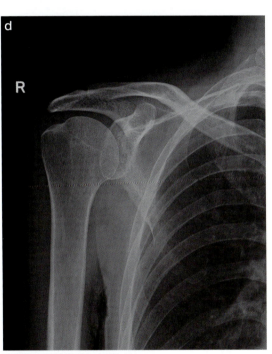

肩関節中間位撮影とよばれる

肩関節

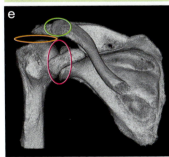

解剖学的関節
- 肩甲上腕関節（第1関節）
- 肩鎖関節
- 胸鎖関節

機能的関節
- 肩峰下関節（第2関節）
- 肩甲胸郭関節

| 上肢関節 | # 肩関節正面撮影（true A-P撮影）③ |

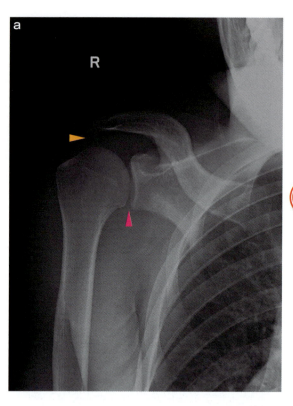

Point
- 肩峰下関節が広く描出（▶）
- 肩甲骨関節窩と上腕骨頭が分離（▶）

描出が悪い場合とその原因
- 肩甲骨関節窩と上腕骨頭間の描出が悪い場合
  → 体の傾きが適切でない
- 肩峰下関節の描出が狭い場合
  → 上からの角度が足りない

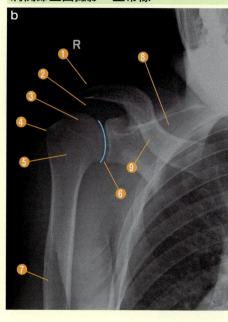

肩関節正面撮影　正常像

① 肩峰 acromion
② 肩峰下関節 subacromial joint
③ 上腕骨頭 head of humerus
④ 大結節 greater tubercle
⑤ 小結節 lesser tubercle
⑥ 肩甲上腕関節 glenohumeral joint
⑦ 上腕骨 humerus
⑧ 肩甲骨 scapula
⑨ 鎖骨 clavicle

撮影時データ
管電圧　　：65kV
管電流　　：100mA
撮影時間　：50ms
電流時間積：5mAs
グリッド（−）
SID　　　：100cm

肩関節正面撮影 (true A-P撮影) ④

上肢関節

肩甲骨関節窩-上腕骨頭分離の適切例

Point
次（再撮影）にどの角度で撮影するか迷った場合，**烏口突起**の位置を見てみる

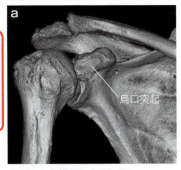
真正面から撮影した3D-CT
烏口突起

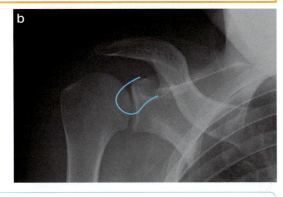

烏口突起は淡く投影されるため視認しづらいが，上腕骨頭から肩甲骨関節窩の間に必ず投影されている

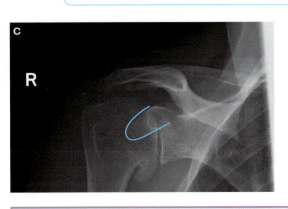

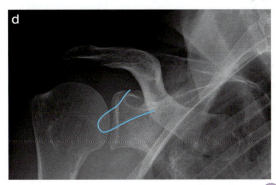

烏口突起は肩甲骨より前面のため，カセッテと体のなす角が大きい場合は烏口突起が上腕骨頭に投影される

| 不適切 × | 分離が適切 ○ | やや適切 △ |

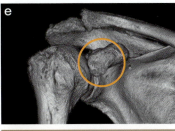
e

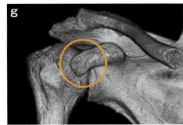
g

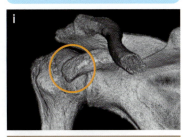
i

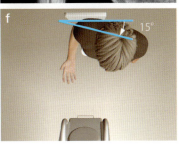
f　15°

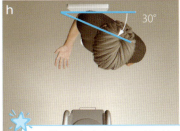
h　30°

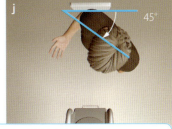
j　45°

- 関節面を観察すると，上記例では図gが最も適切である
- 図iはもう少し角度を戻すとよい（45°ではやや角度がつきすぎている）

上肢関節 肩関節 Scapula Y（Yビュー撮影）①

■**体位**：立位/座位　　■**撮影方向**：P-A方向　　■**撮影中心**：肩甲骨内側縁中心

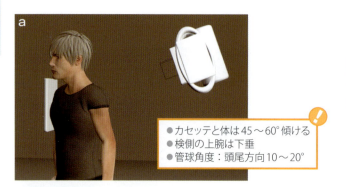

- カセッテと体は45〜60°傾ける
- 検側の上腕は下垂
- 管球角度：頭尾方向10〜20°

背面から

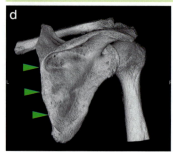

頭側から

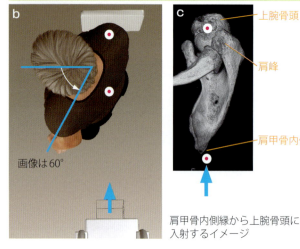

画像は60°

肩甲骨内側縁から上腕骨頭に入射するイメージ

- 上腕骨頭
- 肩峰
- 肩甲骨内側縁

押すと肩甲骨内側縁が触知できる場合がある

高齢の被検者で上半身が前傾している場合は，前傾の程度に合わせて管球角度をさらに傾けることで肩峰関節窩が広く描出できる

Point 背面から肩甲骨を触知してポジショニングを調整する

肩関節スカプラY　正常像

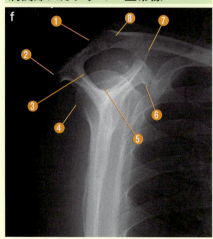

① 肩峰　acromion
② 肩峰角　acromial angle
③ 肩甲棘　spine of scapula
④ 上腕骨頭　head of humerus
⑤ 棘上窩　supraspinous fossa
⑥ 烏口突起　coracoid process
⑦ 肩甲骨上角　superior angle of scapula
⑧ 鎖骨　clavicle

撮影時データ
管電圧　　：65kV
管電流　　：100mA
撮影時間　：50ms
電流時間積：5mAs
グリッド（−）
SID　　　：100cm

上肢関節 肩関節 Scapula Y (Yビュー撮影) ②

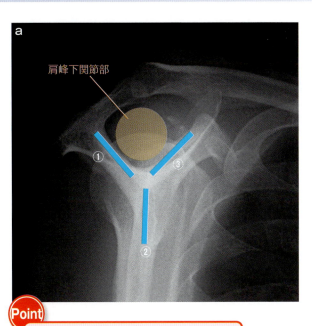

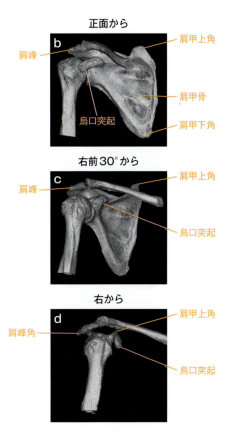

正面から
b：肩峰／肩甲上角／肩甲骨／烏口突起／肩甲下角

右前30°から
c：肩峰／肩甲上角／烏口突起

右から
d：肩峰角／肩甲上角／烏口突起

Point
① 肩甲棘 からなる1辺
② 肩甲骨体部 からなる1辺
③ 肩甲上角・烏口突起 からなる1辺
- 上記3辺でY字を形成しているか
- 肩峰下関節部が広く描出されているか

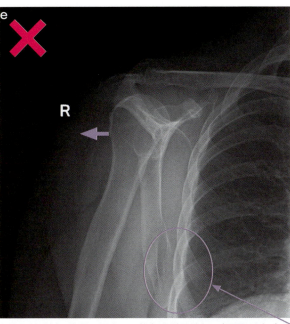

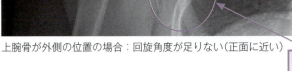

上腕骨が外側の位置の場合：回旋角度が足りない（正面に近い）

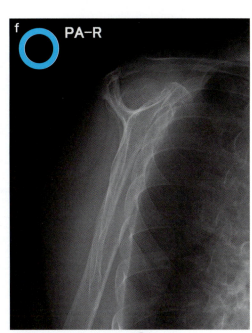

下部の肋骨と肩甲骨の距離が近い場合も回旋角度が足りない

| 上肢関節 | **肩関節軸位撮影①**：頭尾方向 |

■体位：座位　　■撮影方向：頭尾方向　　■撮影中心：肩峰より2横指内側

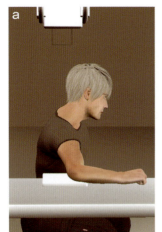

肘は軽度前方に置く
管球角度：0°～肘方向に10°

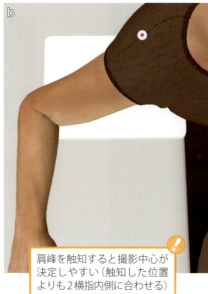

肩峰を触知すると撮影中心が決定しやすい（触知した位置よりも2横指内側に合わせる）

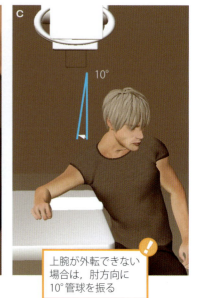

上腕が外転できない場合は，肘方向に10°管球を振る

Point
- 頭部が写り込まないように頭の位置を調整
- 上腕が開けない場合は寝台を低くして体を傾斜させるか，管球を振る

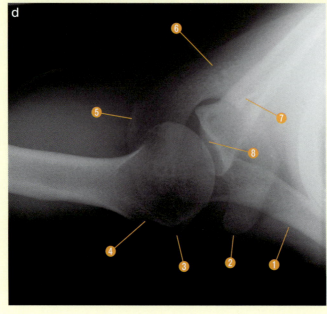

肩関節軸位撮影（頭尾方向）　正常像

① 鎖骨　clavicle
② 烏口突起　coracoid process
③ 小結節　lesser tubercle
④ 結節間溝　intertubercular sulcus
⑤ 肩峰　acromion
⑥ 肩甲棘　spine of scapula
⑦ 肩甲骨　scapula
⑧ 肩甲上腕関節　glenohumeral joint

撮影時データ
管電圧　　：75kV
管電流　　：100mA
撮影時間　：80ms
電流時間積：8mAs
グリッド（+）
SID　　　：100cm

上肢関節 肩関節軸位撮影②：尾頭方向

■体位：仰臥位　　■撮影方向：尾頭方向　　■撮影中心：腋窩

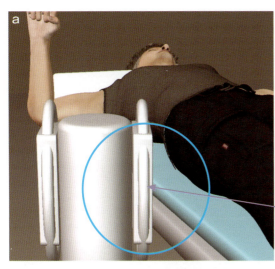

Point ストレッチャーなどで被検者が動けない場合（座位になれない場合）に有効

寝台が妨げとなり，管球を十分に傾けられないこともある

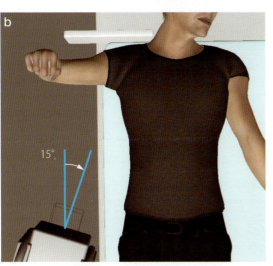

管球角度：被検者足側より10～15°（状況による）

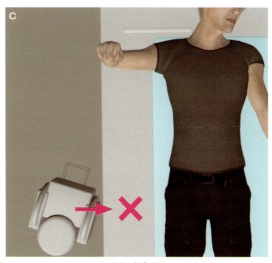

寝台が妨げになり，管球を近づけることができない

被検者をできるだけ寝台の端に寄せないと管球の取り回しが難しくなる（被検者の転落には十分注意する）

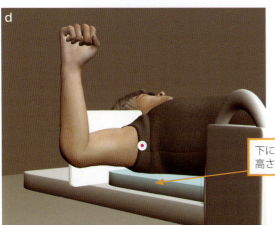

下にマットなどを敷いて高さを確保

161

上肢関節 肩関節 Stryker（ストライカー）法撮影

■**体位**：仰臥位　　■**撮影方向**：A-P方向　　■**撮影中心**：腋窩

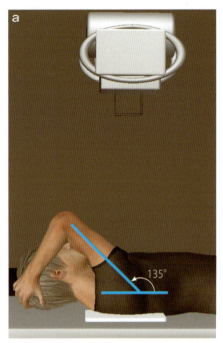

a　上腕は135°挙上

b　上腕軸はカセッテと垂直

- 上腕を上げて後頭部を触るように指示するとポジショニングの導入が容易となる
- 挙上後，上腕位置を調整するとよい

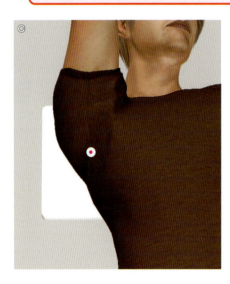

c

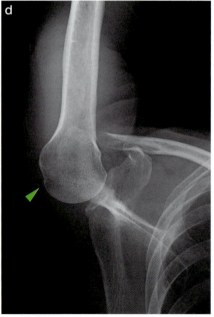

正常例

d

肩関節脱臼における上腕骨頭後外側の観察に適している

上肢関節 肩関節脱臼

肩関節前方脱臼

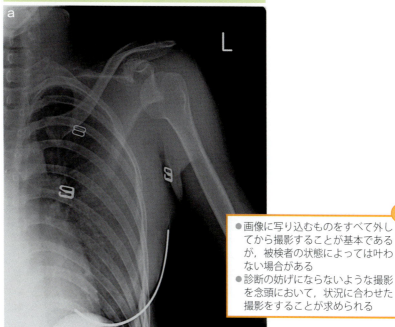

- 画像に写り込むものをすべて外してから撮影することが基本であるが，被検者の状態によっては叶わない場合がある
- 診断の妨げにならないような撮影を念頭において，状況に合わせた撮影をすることが求められる

上腕骨頭が肩甲骨側に投影されており，脱臼していることが確認できる。
痛みにより下着脱衣不能な症例であった

整復後

整復後
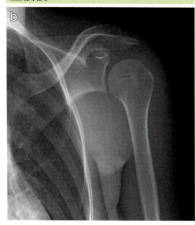

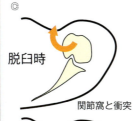
脱臼時
関節窩と衝突

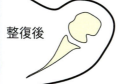
整復後

整復後MRI
脂肪抑制T2強調像

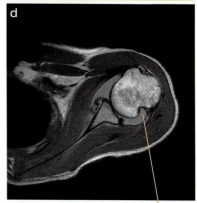

上腕骨頭後外側の骨軟骨欠損（Hill-Sachs損傷）

前方脱臼の場合，脱臼した上腕骨頭が肩甲骨と衝突して上腕骨頭背側が陥凹骨折する場合がある（Hill-Sachs損傷）

上肢関節　肩甲骨正面撮影

■体位：立位/座位　■撮影方向：A-P方向　■撮影中心：上腕骨頭より2横指内側

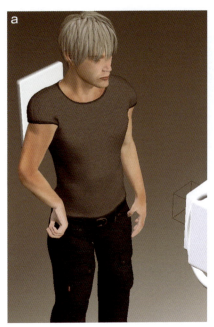

管球角度：水平方向0°

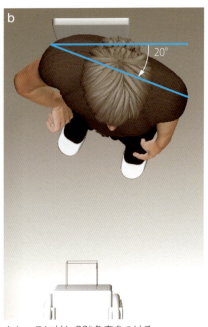

カセッテに対し20°角度をつける

カセッテに対して体を傾けるのは，肩甲骨が体軸に対して傾きがあるためである

肩甲骨正面撮影　正常像

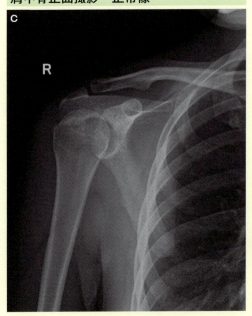

手背を腰に当てることで上腕が内旋し肩甲骨が胸郭内から外れる

撮影時データ
管電圧　　：70 kV
管電流　　：125 mA
撮影時間　：80 ms
電流時間積：10 mAs
グリッド（＋）
SID　　　：100 cm

肩甲骨側面撮影

上肢関節

- ■体位：立位/座位
- ■撮影方向：P-A方向
- ■撮影中心：肩甲骨内側縁中心

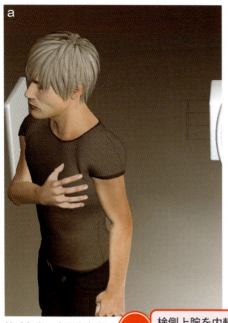
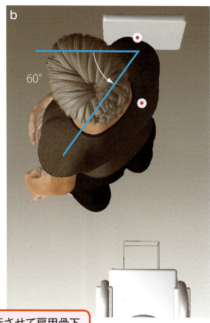

管球角度：水平方向0°

Point 検側上腕を内転させて肩甲骨下角と上腕骨の重なりを避ける

スカプラY撮影と同様に被検者背側から肩甲骨を触知するとポジショニングしやすい

肩甲骨側面撮影　正常像

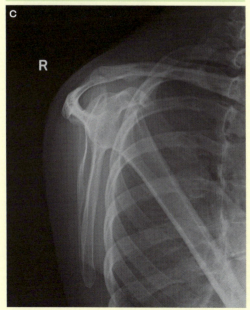

撮影時データ
- 管電圧　　：75 kV
- 管電流　　：100 mA
- 撮影時間　：80 ms
- 電流時間積：8 mAs
- グリッド(+)
- SID　　　：100 cm

上肢関節　上腕骨正面撮影

■体位：立位/座位/仰臥位　■撮影方向：A-P方向　■撮影中心：上腕中心

立位

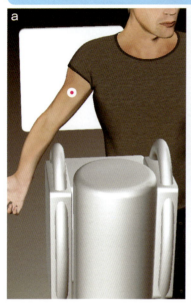
a

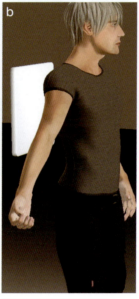
b

臥位

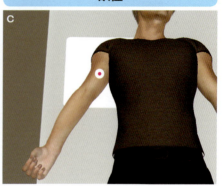
c

Point 手掌が正面を向くようにポジショニングする

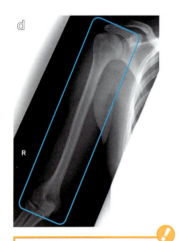
d

全長を収めるためにカセッテの対角線方向を利用する

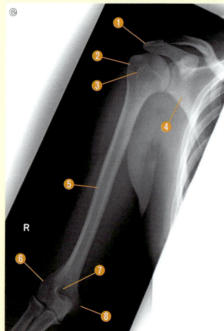
e

上腕骨正面撮影　正常像

① 肩峰　acromion
② 大結節　greater tubercle
③ 結節間溝　intertubercular sulcus
④ 肩甲骨　scapula
⑤ 上腕骨　humerus
⑥ 上腕骨外側上顆　lateral epicondyle of humerus
⑦ 肘頭窩　olecranon fossa
⑧ 上腕骨内側上顆　medial epicondyle of humerus

撮影時データ
管電圧　　：70kV
管電流　　：100mA
撮影時間　：25ms
電流時間積：2.5mAs
グリッド（－）
SID　　　：100cm

上腕骨側面撮影①

- ■体位：立位/座位
- ■撮影方向：P-A方向
- ■撮影中心：上腕中心

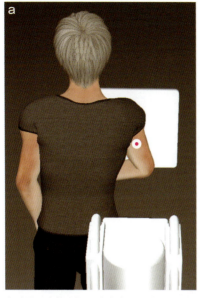

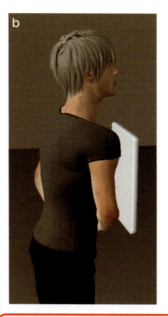

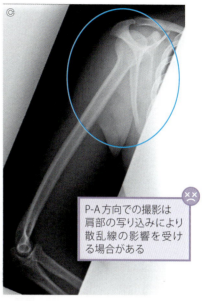

P-A方向での撮影は肩部の写り込みにより散乱線の影響を受ける場合がある

上腕骨は内旋90°で脇を少し開く

Point 臍部に手を当てるように被検者に指示するとポジショニングの導入が容易である

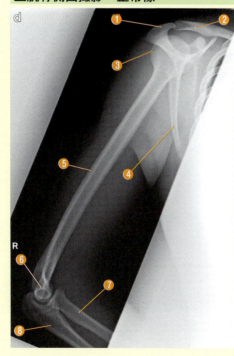

上腕骨側面撮影　正常像

① 肩峰　acromion
② 鎖骨　clavicle
③ 上腕骨頭　head of humerus
④ 肩甲骨　scapula
⑤ 上腕骨　humerus
⑥ 上腕骨外側上顆　lateral epicondyle of humerus
⑦ 橈骨　radius
⑧ 尺骨　ulna

撮影時データ
- 管電圧　：70kV
- 管電流　：100mA
- 撮影時間　：25ms
- 電流時間積：2.5mAs
- グリッド（-）
- SID　：100cm

上肢関節　上腕骨側面撮影②

■**体位**：立位/座位/仰臥位　　■**撮影方向**：A-P方向　　■**撮影中心**：上腕中心

> **Point** 被検者の状態に合わせ最適な側面撮影法を選択する

上腕骨側面撮影　別パターン１

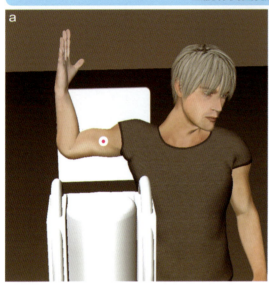
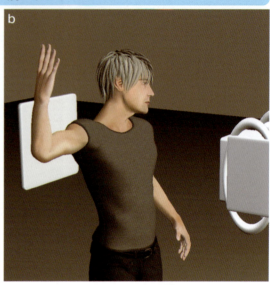

上腕を外旋させて側面像を得るポジショニング（内旋すると痛みがある場合）

上腕骨側面撮影　別パターン２

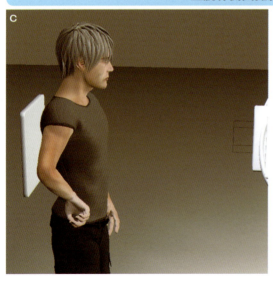
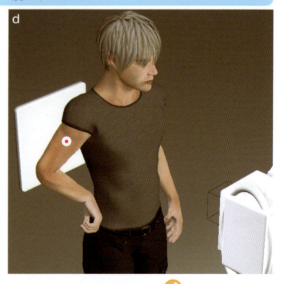

上腕を内旋させて側面像を得るポジショニング（外旋すると痛みなどがある場合）

- 施設でどの撮影方法を用いるか統一（確認）が必要
- 変則的に撮影する場合は，どの方法で撮影したか放射線情報システム等に記録しておくと，次回撮影時に再現性が保たれる

上腕骨骨幹部骨折

上肢関節

Point 明らかな状況であっても2方向の撮影が必要

正面だけでは前後方向の骨折の程度を把握することができない

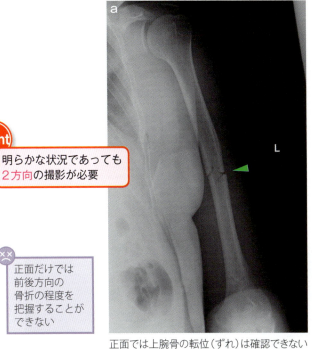

上腕骨正面像 a

正面では上腕骨の転位（ずれ）は確認できない

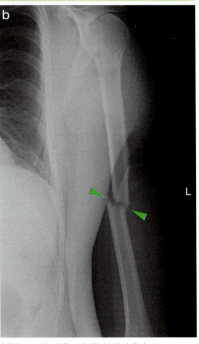

上腕骨側面像 b

側面では上腕骨の転位が認められる

手術後

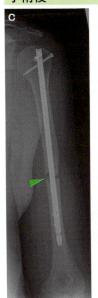

正面像　側面像
手術直後，上腕骨には髄内釘が挿入されている．正面・側面ともに骨折部位の骨はまだ癒合していない

手術3カ月後

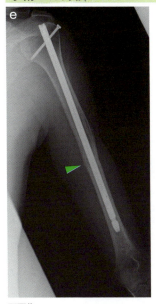
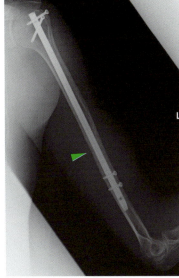

正面像　側面像
手術3か月後，骨折部位は骨癒合しており骨折部がほとんど確認できない

神経や血管損傷を伴うもの，粉砕骨折や分節（二重）骨折などの不安定な骨折，高齢者で保存療法が困難な場合などは手術を行う

上肢関節　肘関節正面撮影

■**体位**：座位　　■**撮影方向**：A-P方向　　■**撮影中心**：上腕骨内側/外側上顆を結ぶ線から1.5cm遠位

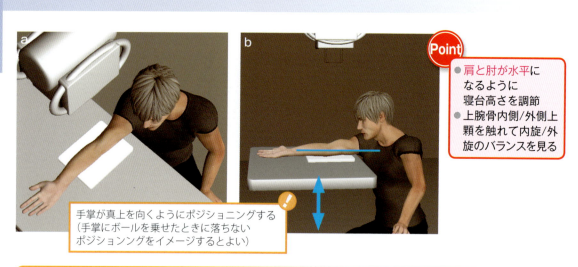

手掌が真上を向くようにポジショニングする
（手掌にボールを乗せたときに落ちない
ポジショニングをイメージするとよい）

Point
- 肩と肘が水平になるように寝台高さを調節
- 上腕骨内側/外側上顆を触れて内旋/外旋のバランスを見る

中心がわからないときは肘を屈曲してもらう

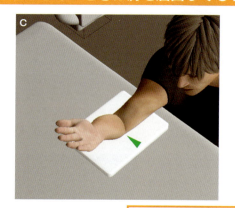

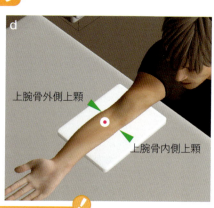

上腕骨外側上顆
上腕骨内側上顆

肘を屈曲したときにできるシワの両端が
上腕骨内側上顆と外側上顆の位置

肘関節正面撮影　正常像

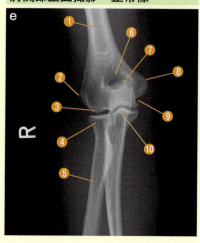

① 上腕骨　humerus
② 上腕骨外側上顆　lateral epicondyle of humerus
③ 上腕骨小頭　capitulum of humerus
④ 橈骨頭　head of radius
⑤ 橈骨　radius
⑥ 肘頭窩　olecranon fossa
⑦ 肘頭　olecranon
⑧ 上腕骨内側上顆　medial epicondyle of humerus
⑨ 尺骨神経溝　groove for ulnar nerve
⑩ 鉤状突起　coronoid process

撮影時データ
管電圧　　：55kV
管電流　　：100mA
撮影時間　：20ms
電流時間積：2mAs
グリッド（−）
SID　　　：100cm

上肢関節 肘関節側面撮影①

■体位：座位　■撮影方向：橈尺方向　■撮影中心：外側上顆

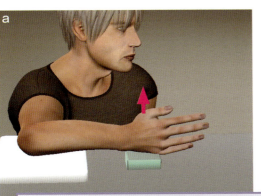

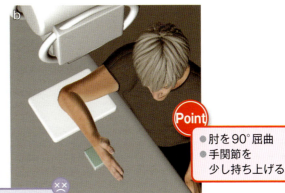

- 肘を90°屈曲
- 手関節を少し持ち上げる

肘関節側面撮影の場合，手関節部がカセッテ外部に落ちるためどうしても手関節側が低くなってしまう

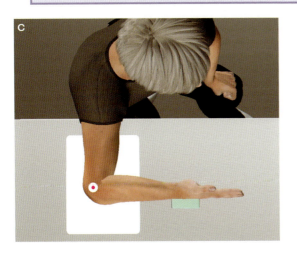

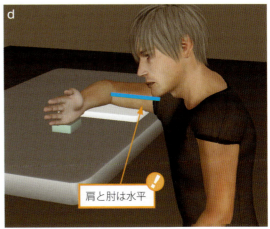

肩と肘は水平

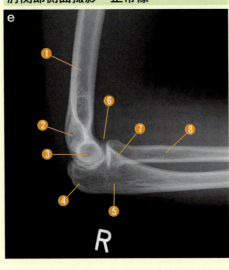

肘関節側面撮影　正常像

① 上腕骨 humerus
② 肘頭窩 olecranon fossa
③ 上腕骨滑車 trochlea of humerus
④ 肘頭 olecranon
⑤ 尺骨 ulna
⑥ 鉤状突起 coronoid process
⑦ 橈骨頭 head of radius
⑧ 橈骨 radius

撮影時データ
管電圧　：55kV　　電流時間積：2mAs
管電流　：100mA　グリッド（−）
撮影時間：20ms　　SID　　　：100cm

上肢関節　**肘関節側面撮影②**

手関節部はどのくらい持ち上げるか

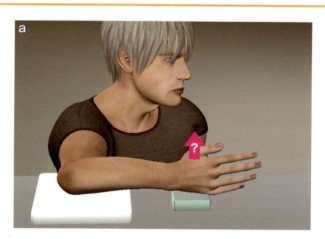

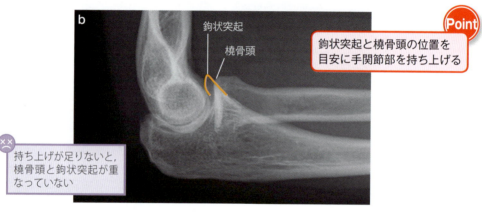

鉤状突起
橈骨頭

Point 鉤状突起と橈骨頭の位置を目安に手関節部を持ち上げる

持ち上げが足りないと，橈骨頭と鉤状突起が重なっていない

| 適切 | 持ち上げが足りない |

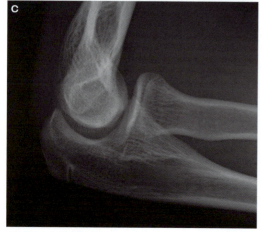
橈骨頭と鉤状突起が重なっている

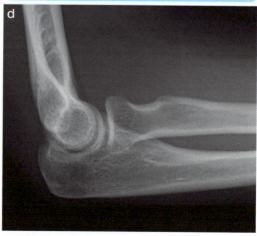
橈骨頭と鉤状突起が重なっていない

肘関節軸位撮影

上肢関節

■体位：座位　　■撮影方向：前腕-上腕方向　　■撮影中心：上腕骨内側と外側上顆を結ぶ中点

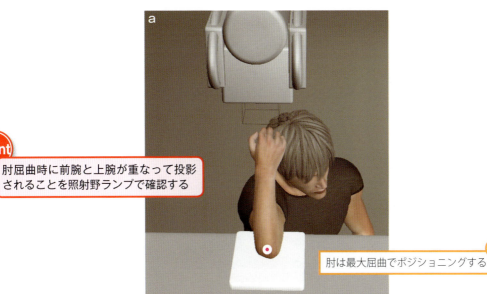

Point 肘屈曲時に前腕と上腕が重なって投影されることを照射野ランプで確認する

肘は最大屈曲でポジショニングする

0°と30°撮影の2種類の撮影がある

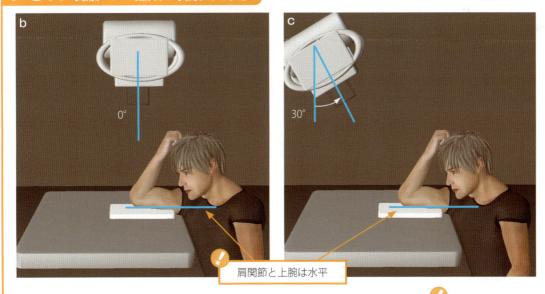

肩関節と上腕は水平

0°，30°ともに入射点は上腕骨内側上顆と上腕骨外側上顆を結ぶ中点

| 上肢関節 | # 尺骨神経溝撮影 |

■ 体位：座位　　■ 撮影中心：上腕骨内側と外側上顆を結ぶ中点

2種類の撮影法がある

撮影方向：前腕-上腕方向

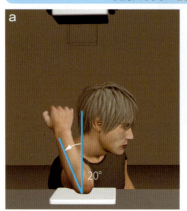
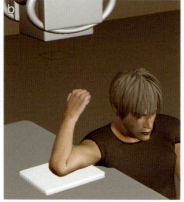

a　20°外旋

Point　肘を最大屈曲させてから上腕を外旋させる

撮影方向：上腕-前腕方向

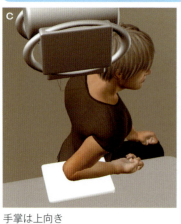

c　手掌は上向き　　d　15°外転

Point
- まず肘を後方に突き出した状態で前腕を寝台に水平にさせる
- その後軽く脇を開くとポジショニングしやすい

尺骨神経溝撮影　正常像

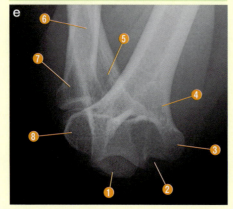

① 肘頭 olecranon
② 尺骨神経溝 groove for ulnar nerve
③ 上腕骨内側上顆 medial epicondyle of humerus
④ 上腕骨 humerus
⑤ 尺骨 ulna
⑥ 橈骨 radius
⑦ 橈骨頭 head of radius
⑧ 上腕骨外側上顆 lateral epicondyle of humerus

撮影時データ
管電圧　　：65kV
管電流　　：100mA
撮影時間　：20ms
電流時間積：2mAs
グリッド（－）
SID　　　：100cm

前腕-上腕方向で撮影

上肢関節 前腕骨正面撮影

■体位：座位　　■撮影方向：A-P方向　　■撮影中心：前腕中心

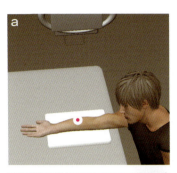
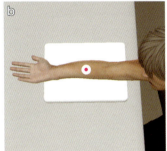

Point 手掌は上向き（前腕回外位）

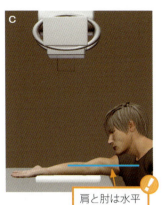

肩と肘は水平

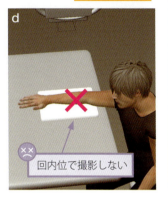

回内位で撮影しない

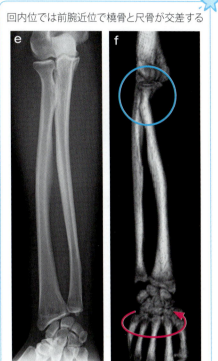

回内位では前腕近位で橈骨と尺骨が交差する

回外位　　回内位

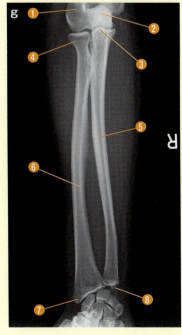

前腕骨正面撮影　正常像

① 上腕骨 humerus
② 肘頭 olecranon
③ 鉤状突起 coronoid process
④ 橈骨頭 head of radius
⑤ 尺骨 ulna
⑥ 橈骨 radius
⑦ 橈骨茎状突起 radial styloid process
⑧ 尺骨茎状突起 ulnar styloid process

撮影時データ
管電圧　　：55kV
管電流　　：100mA
撮影時間　：16ms
電流時間積：1.6mAs
グリッド（−）
SID　　　：100cm

上肢関節 前腕骨側面撮影

■体位：座位　■撮影方向：橈尺方向　■撮影中心：前腕中心

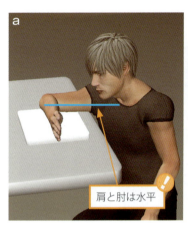
a 肩と肘は水平

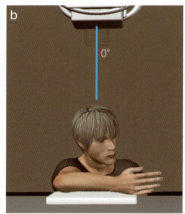
b 0°

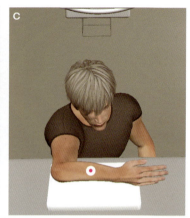
c

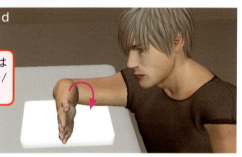
Point 前腕遠位を評価する場合は前腕を少し回内して橈骨/尺骨の重なりを避ける

d

前腕骨側面像　正常像

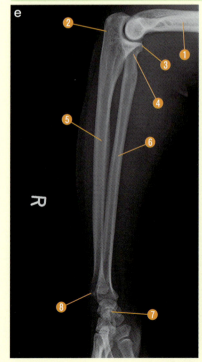
e 橈骨と尺骨を揃えない撮影

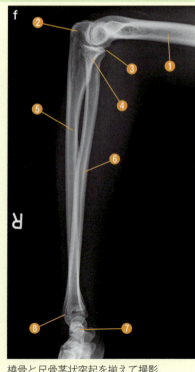
f 橈骨と尺骨茎状突起を揃えて撮影

① 上腕骨 humerus
② 肘頭 olecranon
③ 鉤状突起 coronoid process
④ 橈骨頭 head of radius
⑤ 尺骨 ulna
⑥ 橈骨 radius
⑦ 橈骨茎状突起 radial styloid process
⑧ 尺骨茎状突起 ulnar styloid process

撮影時データ
管電圧　　：55kV
管電流　　：100mA
撮影時間　：16ms
電流時間積：1.6mAs
グリッド　：(−)
SID　　　 ：100cm

手関節正面撮影

上肢関節

- ■体位：座位
- ■撮影方向：手背-手掌方向
- ■撮影中心：橈骨/尺骨茎状突起の中点

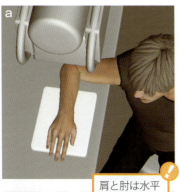

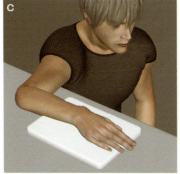

肩と肘は水平

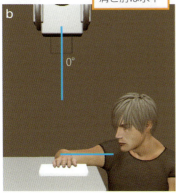

0°

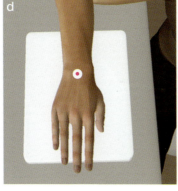

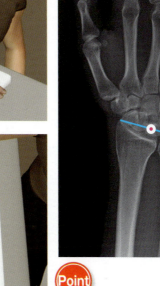

Point
肩・肘・手関節が同じ高さになるようにポジショニングする

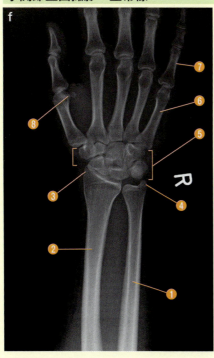

手関節正面撮影　正常像

① 尺骨 ulna
② 橈骨 radius
③ 橈骨茎状突起 radial styloid process
④ 尺骨茎状突起 ulnar styloid process
⑤ 手根骨 carpal bones
⑥ 中手骨 metacarpals
⑦ 基節骨 proximal phalanx
⑧ 種子骨 sesamoid bone

撮影時データ
- 管電圧　：50kV
- 管電流　：100mA
- 撮影時間：16ms
- 電流時間積：1.6mAs
- グリッド(−)
- SID　　：100cm

上肢関節　手関節側面撮影

■**体位**：座位　■**撮影方向**：橈尺方向　■**撮影中心**：橈骨茎状突起

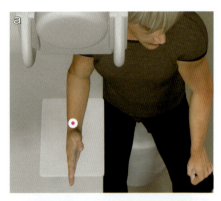

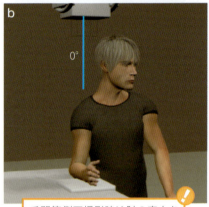

⚠ 手関節側面撮影時は肘の高さを肩より低くし，橈骨と尺骨を揃えるようにポジショニングする

回内回外が適切

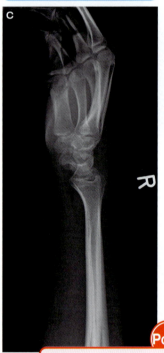

Point　橈骨/尺骨の重なりから回内回外を読み取る（常に尺骨が受像面側）

回内回外が不適切

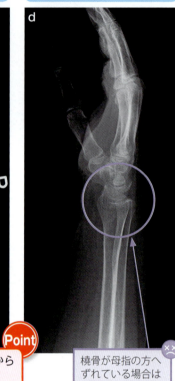

橈骨が母指の方へずれている場合は前腕を回内し過ぎ

手関節側面撮影　正常像

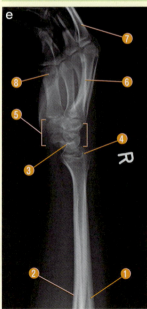

① 尺骨　ulna
② 橈骨　radius
③ 橈骨茎状突起　radial styloid process
④ 尺骨茎状突起　ulnar styloid process
⑤ 手根骨　carpal bones
⑥ 中手骨　metacarpals
⑦ 基節骨　proximal phalanx
⑧ 種子骨　sesamoid bone

撮影時データ
管電圧　　：50kV
管電流　　：100mA
撮影時間　：20ms
電流時間積：2mAs
グリッド（−）
SID　　　：100cm

上肢関節 手根管撮影

■体位：座位/立位　　■撮影方向：軸方向
■撮影中心：第3中手骨骨軸（座位）/橈骨-尺骨茎状突起の中点（座位/立位）

前腕をカセッテから浮かす撮影
手指の背屈が十分にできない場合

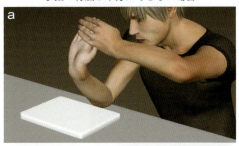
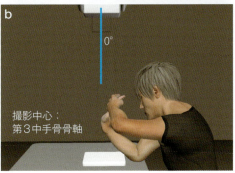

撮影中心：
第3中手骨骨軸

前腕をカセッテに固定する撮影
手指の背屈が十分にできる場合

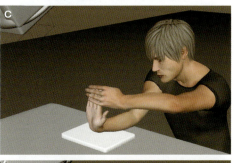
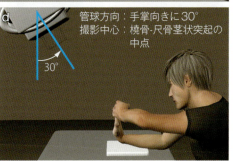

管球方向：手掌向きに30°
撮影中心：橈骨-尺骨茎状突起の中点

Point 非検側の手で指を押さえ手根管への写込みを防ぐ

- 手根管は手根骨と屈筋支帯で形成される．屈筋腱や正中神経の通り道である
- 手根管内圧が上昇すると，しびれなどの症状が出る

立位で体重を少しかける撮影
手指の背屈が困難な場合

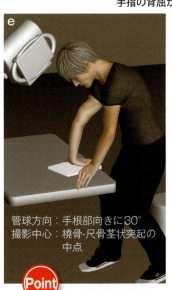
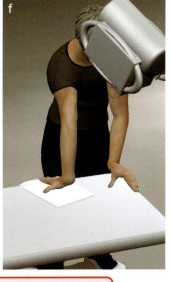

管球方向：手根部向きに30°
撮影中心：橈骨-尺骨茎状突起の中点

Point 立位で体重を少しかけることで描出が向上する
（痛みが強い場合は無理をしない）

手根管撮影 有鉤骨骨折（左手）

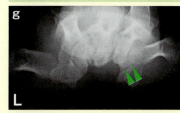

▶：骨折線

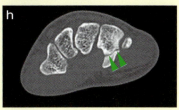

同一被検者のCT画像。▶：骨折線

撮影時データ
- 管電圧：60kV
- 管電流：100mA
- 撮影時間：16ms
- 電流時間積：1.6mAs
- グリッド（−）
- SID：100cm

上肢関節 手指正面撮影①

- ■体位：座位
- ■撮影方向：手背-手掌方向
- ■撮影中心：第3中手指節関節（MP関節）

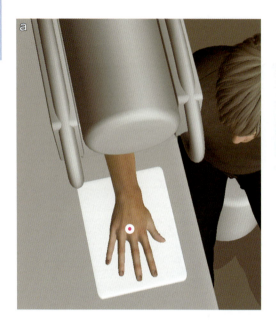

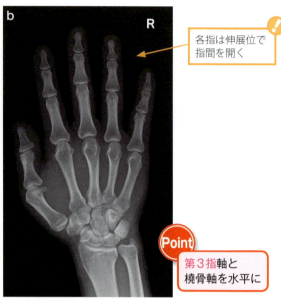

各指は伸展位で指間を開く

Point 第3指軸と橈骨軸を水平に

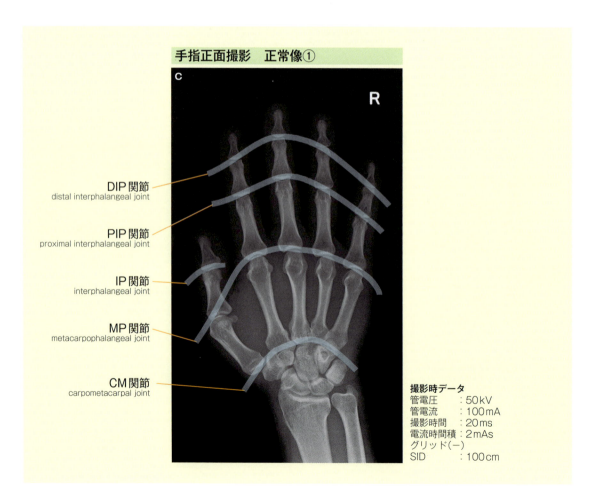

手指正面撮影　正常像①

- DIP関節 distal interphalangeal joint
- PIP関節 proximal interphalangeal joint
- IP関節 interphalangeal joint
- MP関節 metacarpophalangeal joint
- CM関節 carpometacarpal joint

撮影時データ
管電圧　：50kV
管電流　：100mA
撮影時間：20ms
電流時間積：2mAs
グリッド（－）
SID　　：100cm

180

手指正面撮影②

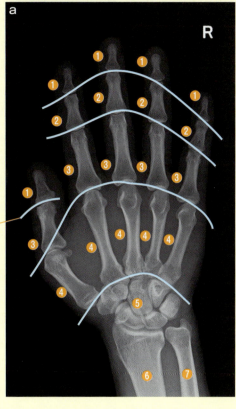

手指正面撮影　正常像②

① 末節骨 distal phalanx
② 中節骨 middle phalanx
③ 基節骨 proximal phalanx
④ 中手骨 metacarpals
⑤ 手根骨 carpal bones
⑥ 橈骨 radius
⑦ 尺骨 ulna

母指に中節骨はない

撮影時データ
管電圧　　　：50kV
管電流　　　：100mA
撮影時間　　：20ms
電流時間積　：2mAs
グリッド（－）
SID　　　　：100cm

p.180 図cと同一画像

手根骨

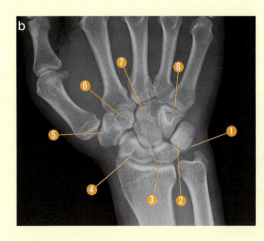

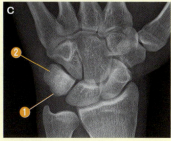

別の被検者「左」

語呂合わせ
父さん月収大小あり，有効に。
（豆三月舟大小有頭有鈎）

① 豆状骨 pisiform
② 三角骨 triquetrum
③ 月状骨 lunate
④ 舟状骨 scaphoid
⑤ 大菱形骨 trapezium
⑥ 小菱形骨 trapezoid
⑦ 有頭骨 capitate
⑧ 有鈎骨 hamate

上肢関節　手側面（斜位）撮影

- ■体位：座位　　■撮影方向：手背-手掌方向　　■撮影中心：第3中手指節関節（MP関節）

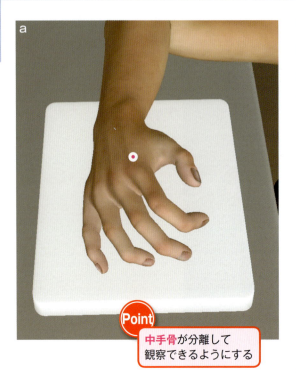

Point
中手骨が分離して観察できるようにする

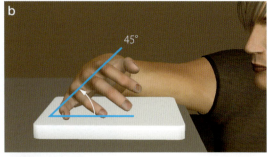

手背面は45°斜位

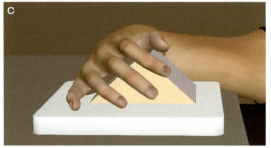

補助具により保持

- ●手全体の2方向を撮影指示された場合は，正面・斜位撮影を意味する
- ●母指・示指など特定の指の2方向撮影の場合は，指定された指の正面・側面を撮影するのが一般的である

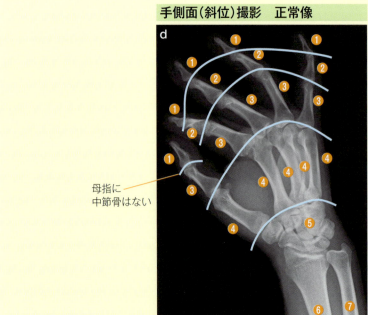

手側面（斜位）撮影　正常像

① 末節骨 distal phalanx
② 中節骨 middle phalanx
③ 基節骨 proximal phalanx
④ 中手骨 metacarpals
⑤ 手根骨 carpal bones
⑥ 橈骨 radius
⑦ 尺骨 ulna

母指に中節骨はない

撮影時データ
管電圧　　：50 kV
管電流　　：100 mA
撮影時間　：20 ms
電流時間積：2 mAs
グリッド（−）
SID　　　：100 cm

舟状骨撮影

上肢関節

- ■体位：座位
- ■撮影方向：手背-手掌方向
- ■撮影中心：舟状骨（橈骨茎状突起）

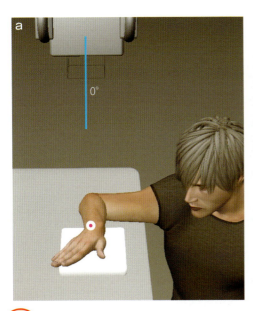

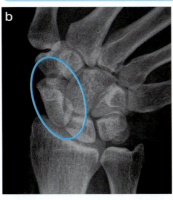

舟状骨正面撮影

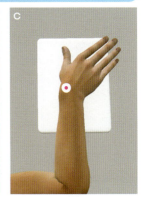

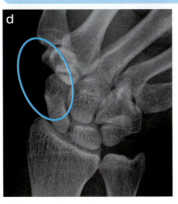

舟状骨軽度背屈撮影

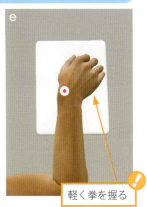

軽く拳を握る

Point
正面撮影と軽度背屈撮影では，舟状骨の長軸方向の描出や月状骨・小菱形骨との重なりが異なる

- 下記画像で，正面撮影にて舟状骨と月状骨・有頭骨の重なりがあるが，軽度背屈撮影では分離されて描出されている
- 舟状骨の長軸がよく観察できるのは軽度背屈撮影のほうである

舟状骨正面撮影

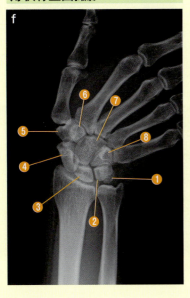

舟状骨正面軽度背屈撮影

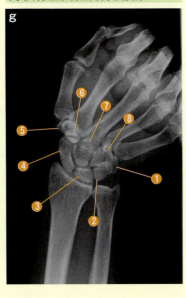

① 豆状骨 pisiform
② 三角骨 triquetrum
③ 月状骨 lunate
④ 舟状骨 scaphoid
⑤ 大菱形骨 trapezium
⑥ 小菱形骨 trapezoid
⑦ 有頭骨 capitate
⑧ 有鈎骨 hamate

撮影時データ
- 管電圧　：50kV
- 管電流　：100mA
- 撮影時間：10ms
- 電流時間積：1mAs
- グリッド（−）
- SID　　：100cm

上肢関節　舟状骨両側同時撮影①

■体位：座位　　■撮影方向：手背-手掌方向　　■撮影中心：舟状骨（橈骨茎状突起）

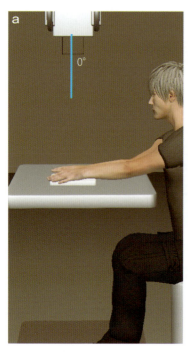

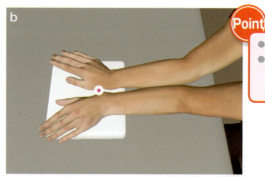

Point
- 手関節は尺屈
- 左右同時撮影して対象性を評価することがある

舟状骨正面像

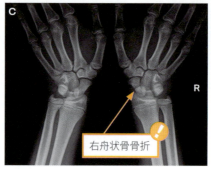

右舟状骨骨折

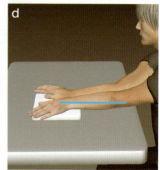

前腕を水平にする

各撮影法における舟状骨の見え方の違い

右手根骨部-CT画像VR処理（白色：舟状骨）

正面撮影	側面撮影	45°回内撮影	45°回外撮影
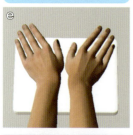	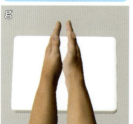	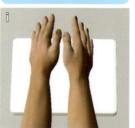	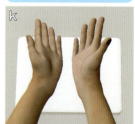
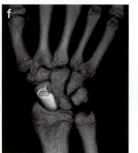	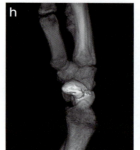	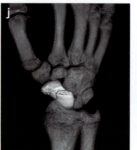	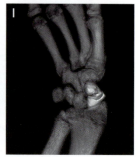
正面像	側面像	45°回内像	45°回外像

舟状骨両側同時撮影②

上肢関節

各撮影法における正常像

正面撮影
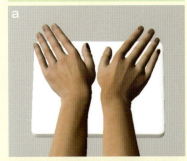
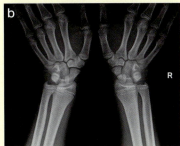
舟状骨正面像

軽度背屈撮影
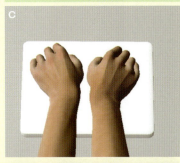
舟状骨軽度背屈像

側面撮影
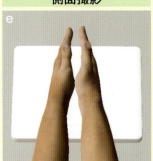
舟状骨側面像

45°回内撮影
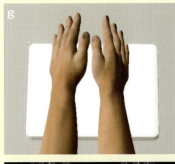
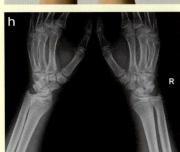
舟状骨45°回内像

45°回外撮
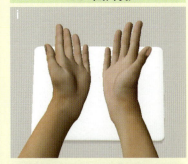
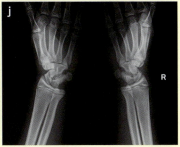
舟状骨45°回外像

舟状骨骨折はスポーツによる手根骨骨折の中で最も多く手根骨の大きさの個人差，左右の対称性の評価のため両側同時で多方向の撮影が求められる場合がある

上肢関節 母指/CM関節撮影①：手掌-手背方向

■体位：座位　■撮影方向：手掌-手背方向　■撮影中心：CM関節（第1中手骨）

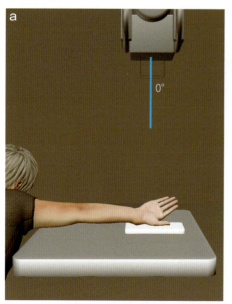

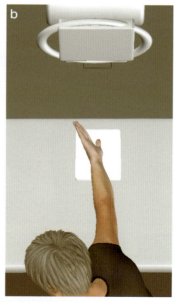

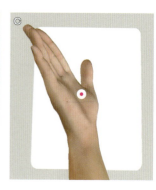

肘を屈曲しての肢位は難しく，小指側が写り込みやすい

Point 肘を伸展して前腕を回内し，母指の爪が下を向くようにポジショニングする

母指/CM関節手掌-手背方向正面撮影　正常像

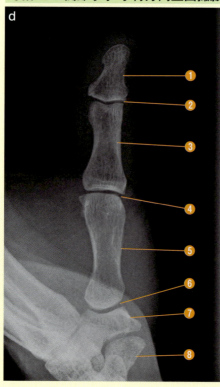

① 末節骨 distal phalanx
② IP関節 interphalangeal joint
③ 基節骨 proximal phalanx
④ MP関節 metacarpophalangeal joint
⑤ 中手骨 metacarpals
⑥ CM関節 carpometacarpal joint
⑦ 大菱形骨 trapezium
⑧ 舟状骨 scaphoid

撮影時データ
管電圧　：50kV
管電流　：100mA
撮影時間：7ms
電流時間積：0.7mAs
グリッド（−）
SID　　：100cm

上肢関節 母指/CM関節撮影② : 手背-手掌方向

■体位：座位　　■撮影方向：手背-手掌方向　　■撮影中心：CM関節（第1中手骨）

手掌-手背方向正面撮影
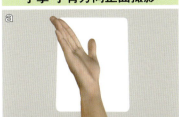
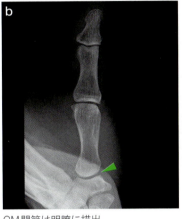
CM関節は明瞭に描出

手背-手掌方向正面撮影
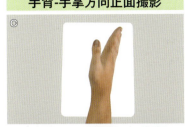
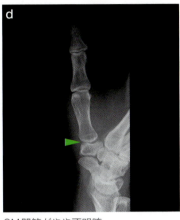
CM関節がやや不明瞭

手背-手掌方向母指外転撮影
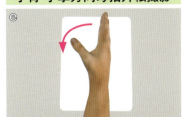
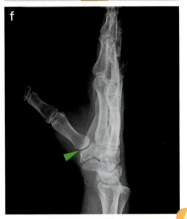
手背-手掌方向では外転によりCM関節が明瞭になる

手背-手掌方向正面撮影

末節骨・基節骨の観察には問題なし
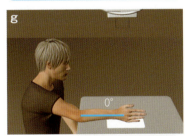
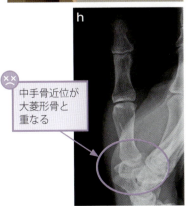
※※ 中手骨近位が大菱形骨と重なる

母指からCM関節まですべて観察可能
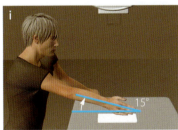
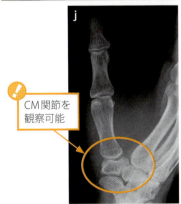
CM関節を観察可能

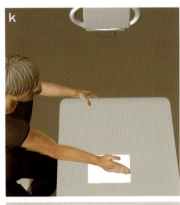
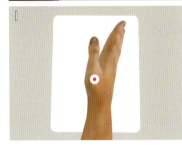

☆ 手掌-手背方向撮影の肢位が取れない場合は手背-手掌方向での撮影を余儀なくされるが，どの部位を観察したいかによって撮影法を使い分ける必要がある

6章 下肢関節

股関節正面撮影

下肢関節

- ■体位：仰臥位
- ■撮影方向：A-P方向
- ■撮影中心：上前腸骨棘と大転子下部を結ぶ中点の正中線上（恥骨結合上部より2横指上方）
  ※人工股関節置換術後の被検者は恥骨上部より2～3横指下方

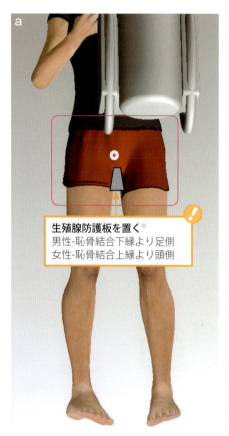

生殖腺防護板を置く※
男性-恥骨結合下縁より足側
女性-恥骨結合上縁より頭側

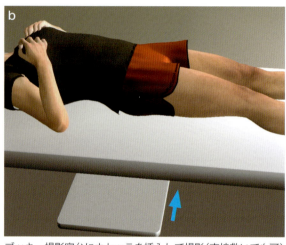

ブッキー撮影寝台にカセッテを挿入して撮影（直接敷いても可）

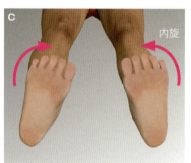

内旋

※2021年に米国放射線防護審議会は「腹部や骨盤部単純X線撮影時における生殖腺遮蔽は放射線防護の慣例として正当化されない」と勧告し、今後これまで慣習であった骨盤部の生殖腺防護板については見直される。

Point
- 生殖腺防護※
- 下肢全体を内旋する

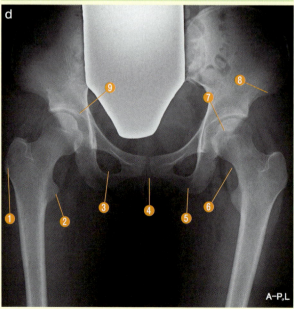

股関節正面撮影　正常像

① 大転子　greater trochanter
② 小転子　lesser trochanter
③ 閉鎖孔　obturator foramen
④ 恥骨結合　public symphysis
⑤ 坐骨　ischium
⑥ 大腿骨頸部　neck of femur
⑦ 大腿骨頭　head of femur
⑧ 上前腸骨棘　anterior superior iliac spine
⑨ 寛骨臼（臼蓋）　acetabulum

撮影時データ
管電圧　：80kV
管電流　：200mA
撮影時間：100ms
電流時間積：20mAs
グリッド（+）
SID　　：120cm

股関節 Lauenstein I 撮影（ラウエンシュタイン）

■体位：仰臥位/側臥位　　■撮影方向：内側-外側方向　　■撮影中心：鼠径線中点

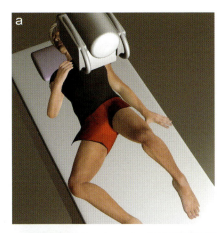

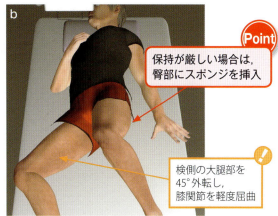

Point 保持が厳しい場合は，臀部にスポンジを挿入

⚠ 検側の大腿部を45°外転し，膝関節を軽度屈曲

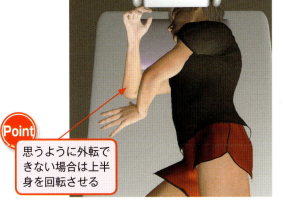

Point 思うように外転できない場合は上半身を回転させる

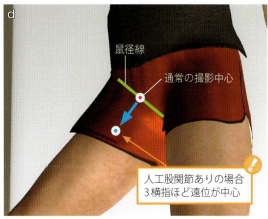

鼠径線
通常の撮影中心

⚠ 人工股関節ありの場合3横指ほど遠位が中心

体表面から見て目視できる鼠径線（屈曲したときのくびれを目安）

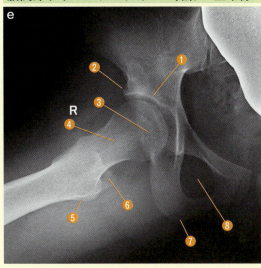

股関節ラウエンシュタインI撮影　正常像

① 寛骨臼蓋　acetabulum
② 寛骨臼唇　acetabular margin
③ 大腿骨頭　head of femur
④ 大腿骨頸部　neck of femur
⑤ 小転子　lesser trochanter
⑥ 大転子　greater trochanter
⑦ 坐骨　ischium
⑧ 閉鎖孔　obturator foramen

撮影時データ
管電圧　：85kV　　電流時間積：16mAs
管電流　：200mA　グリッド（+）
撮影時間：80ms　　SID　　：120cm

下肢関節 股関節 Lauenstein Ⅱ 撮影
ラウエンシュタイン

■ **体位**：仰臥位　　■ **撮影方向**：A-P方向　　■ **撮影中心**：鼠径線中点

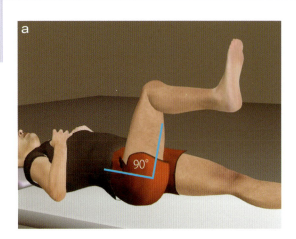

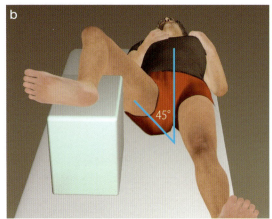

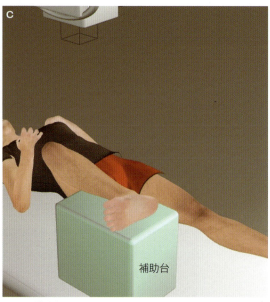

下腿は補助台にのせる

Point
大腿部を
● 90°屈曲
● 45°外転位

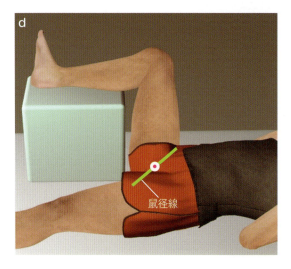

鼠径線

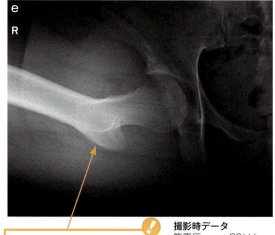

ラウエンシュタインⅠ法に比べると大転子が足側に投影される
（大腿骨頸部との重なりが少なくなる）

撮影時データ
管電圧　　：80kV
管電流　　：200mA
撮影時間　：90ms
電流時間積：18mAs
グリッド（＋）
SID　　　：120cm

192

下肢関節 股関節軸位撮影

■**体位**：仰臥位　　■**撮影方向**：尾頭方向　　■**撮影中心**：鼠径線よりも2cm足側

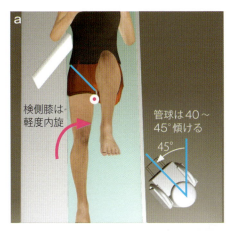

検側膝は軽度内旋

管球は40～45°傾ける

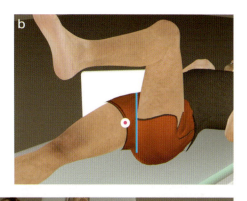

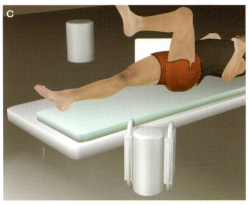

股関節は体厚の前方（anterior）に位置するため，マットを敷かなくても大腿骨頭部が欠けることなく撮影可能

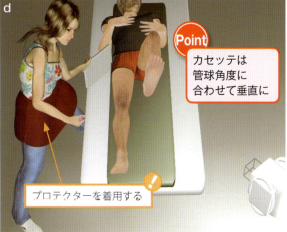

Point
カセッテは管球角度に合わせて垂直に

プロテクターを着用する

!骨折等でラウエンシュタイン体位をとれない場合，大腿骨頭・大腿骨頸部の側面を得るには軸位撮影が有効

X線入射角度

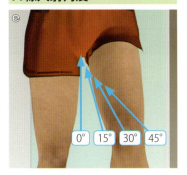

0°　15°　30°　45°

×× 画像上，股関節軸位撮影はラウエンシュタインⅠ/Ⅱと比べて閉鎖孔が確認できない

CT画像からのVRによる観察角度と大腿骨頸部描出の関係

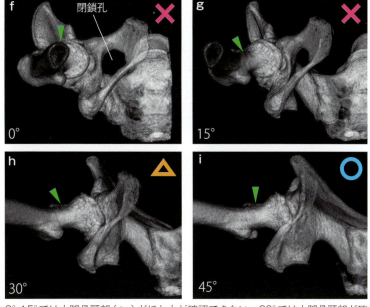

f　閉鎖孔　× 0°
g　× 15°
h　△ 30°
i　○ 45°

0°，15°では大腿骨頸部（▶）がほとんど確認できない。30°では大腿骨頸部が確認できるが45°の方が広く描出される

193

下肢関節 大腿骨頸部骨折①

大腿骨頸部骨折の部位別分類

関節包の内側の骨折 ― 頸部骨折

関節包の外側の骨折 ― 転子部骨折 / 転子下骨折

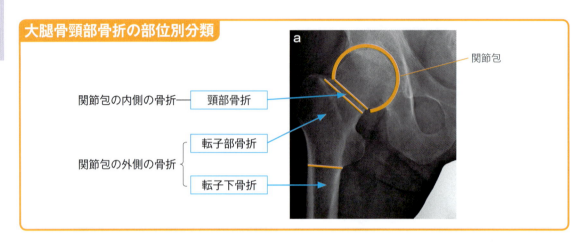
関節包

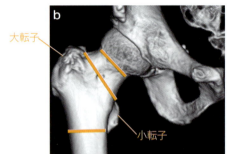
正面 — 大転子／小転子

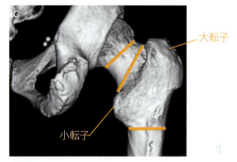
背面 — 大転子／小転子

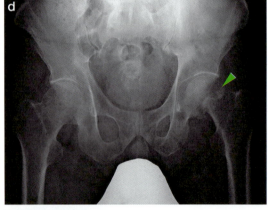
頸部骨折

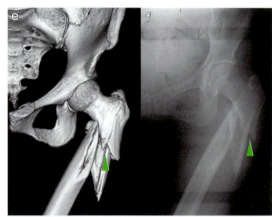
転子下骨折

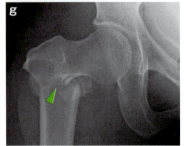
転子部骨折

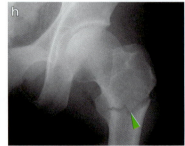
転子部骨折

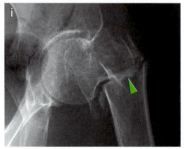
転子部骨折

下肢関節 大腿骨頸部骨折②

大腿骨頸部骨折の特徴と外科手術

頸部骨折
関節包の内側の骨折

解剖学的特徴から骨癒合が得られにくい

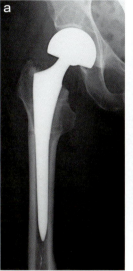
a
人工股関節

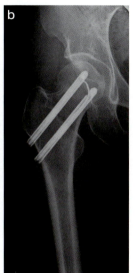
b
ハンソンピン

転子部・転子下骨折
関節包の外側の骨折

内側骨折に比べ血行動態も良好なため比較的骨癒合しやすい

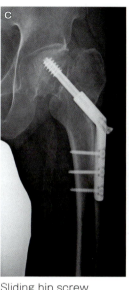
c
Sliding hip screw

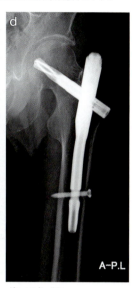
d
ガンマネイル

人工股関節全置換術（THA：total hip arthroplasty）

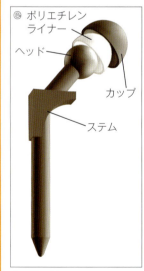
e　ポリエチレンライナー／ヘッド／カップ／ステム
人工股関節

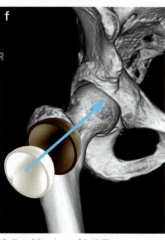
f
寛骨臼側にカップを設置

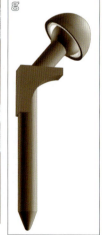
g

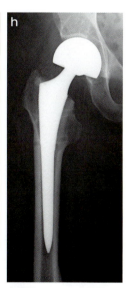
h
大腿骨にステムを設置

⚠ 材質がすべてチタンの場合はMRI施行可能
※MRI検査時には材質を確認する必要がある

195

下肢関節 人工股関節

> **Point** 種類によって長さが異なるため，撮影中心位置やカセットサイズを人工関節に合わせる必要がある

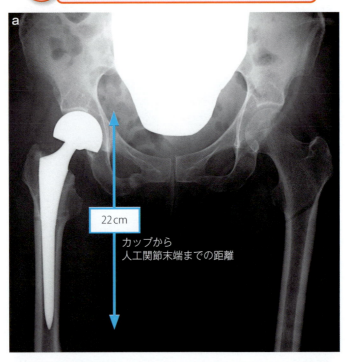

a
22 cm
カップから人工関節末端までの距離

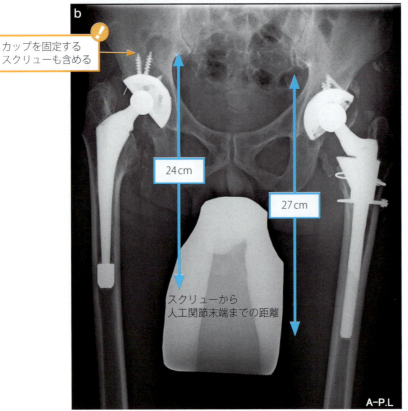

b
カップを固定するスクリューも含める
24 cm
27 cm
スクリューから人工関節末端までの距離

A-P.L

下肢関節　大腿骨正面撮影

■体位：仰臥位　■撮影方向：A-P方向　■撮影中心：大腿骨中心

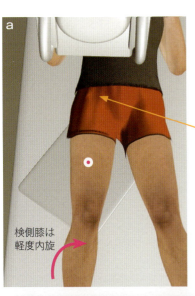

大腿骨頭位置を予想しながらカセッテを配置

恥骨結合上縁を目安に調整するとよい

検側膝は軽度内旋

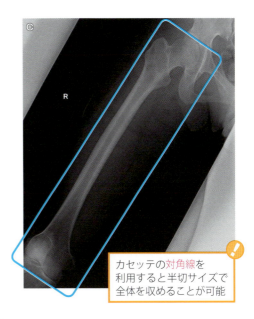

カセッテの対角線を利用すると半切サイズで全体を収めることが可能

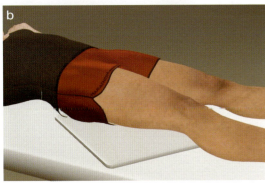

Point
- 大腿骨頭から膝関節まで範囲に含めることが望ましい
- 規格外の大きさの場合は患者の検査目的に合わせた撮影をする
（例：分割して撮影・患部中心の撮影など）

大腿骨正面撮影　正常像

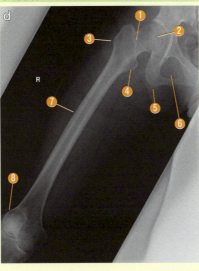

① 大腿骨頸部　neck of femur
② 大腿骨頭　head of femur
③ 大転子　greater trochanter
④ 小転子　lesser trochanter
⑤ 坐骨　ischium
⑥ 閉鎖孔　obturator foramem
⑦ 大腿骨　femur
⑧ 大腿骨外側上顆　lateral epicondyle of femur

撮影時データ
管電圧：80 kV　電流時間積：8 mAs
管電流：200 mA　グリッド（＋）
撮影時間：40 ms　SID：120 cm

下肢関節 大腿骨側面撮影

■体位：仰臥位　■撮影方向：内側-外側方向　■撮影中心：大腿骨中心

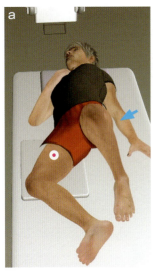

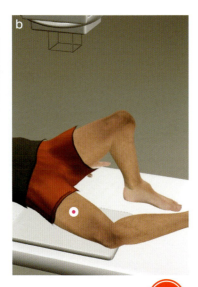

骨盤部の保持が難しい場合は、下にタオルやスポンジを敷く（→）

Point
● 大腿骨頭から膝関節まで範囲に含めることが望ましい
● 規格外の大きさの場合は患者の検査目的に合わせた撮影をする

Point
大腿骨は体輪郭よりも前方に位置していることをイメージすると対角線方向に収められる

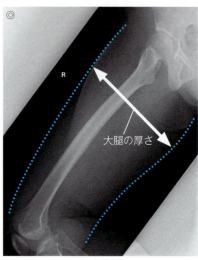

成人男性の場合、カセッテ対角線方向に適切に配置する

大腿骨側面撮影 正常像

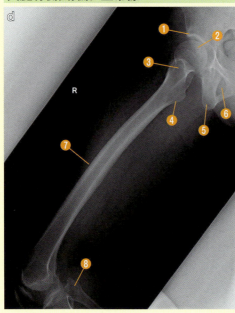

① 下前腸骨棘　anterior inferior iliac spine
② 大腿骨頭　head of femur
③ 大転子　greater trochanter
④ 小転子　lesser trochanter
⑤ 坐骨　ischium
⑥ 閉鎖孔　obturator foramem
⑦ 大腿骨　femur
⑧ 腓骨　fibula

撮影時データ
管電圧　　：80kV
管電流　　：200mA
撮影時間　：40ms
電流時間積：8mAs
グリッド(+)
SID　　　：120cm

膝関節正面撮影①

下肢関節

- ■体位：仰臥位
- ■撮影方向：A-P方向
- ■撮影中心：膝蓋骨下端

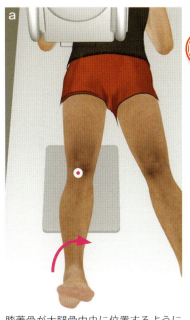

膝蓋骨が大腿骨中央に位置するように軽度内旋させる

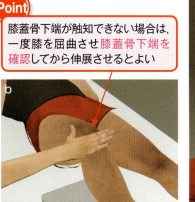

Point 膝蓋骨下端が触知できない場合は，一度膝を屈曲させ膝蓋骨下端を確認してから伸展させるとよい

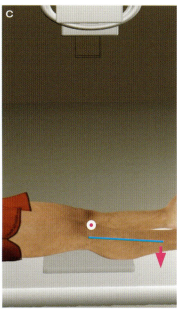

下腿は10°下方に傾斜しているのが理想

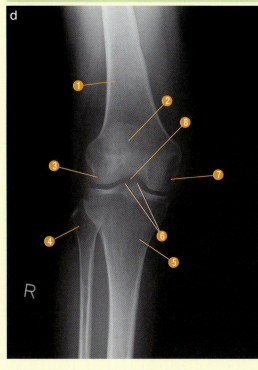

膝関節正面撮影　正常像

① 大腿骨　femur
② 膝蓋骨　patella
③ 大腿骨外側顆　lateral condyle of femur
④ 腓骨　fibula
⑤ 脛骨　tibia
⑥ 顆間隆起　intercondylar eminence
⑦ 大腿骨内側顆　medial condyle of femur
⑧ 顆間窩　intercondylar fossa

撮影時データ
- 管電圧　　：60kV
- 管電流　　：200mA
- 撮影時間　：20ms
- 電流時間積：4mAs
- グリッド（−）
- SID　　　：100cm

下肢関節　膝関節正面撮影②

> **撮影のポイント**　正面かどうか見極めるポイント　1. 膝蓋骨の位置　2. 顆間窩の形

右膝関節正面撮影（修正不要）
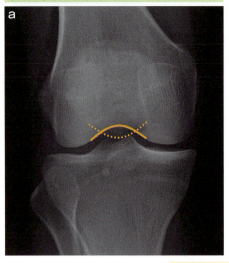

左膝関節正面撮影（修正不要）
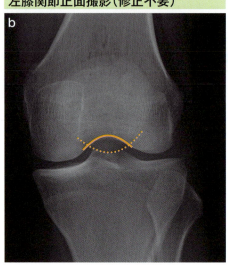

- 膝蓋骨下縁が顆間窩に重なる
- 顆間窩の形が左右対称である

顆間窩の形

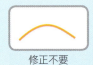
修正不要

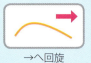
→へ回旋

←へ回旋

同一被検者の左膝正面画像

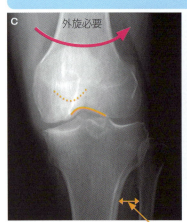
c　外旋必要

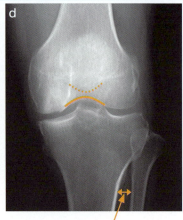
d

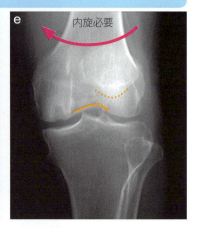
e　内旋必要

⚠ 脛骨-腓骨間距離も内旋/外旋で変化する

膝関節側面撮影①

下肢関節

■体位：仰臥位/側臥位　■撮影方向：内側-外側方向　■撮影中心：膝蓋骨下端と膝後方くびれの中点

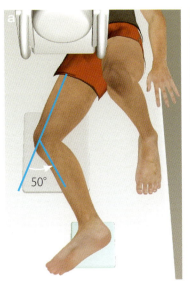

a　体の柔らかい人はこのような肢位で大腿骨を十分に外転できる

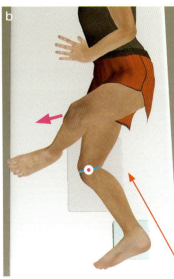

b　非検側を前方に出したほうが膝関節が十分に側面を向く

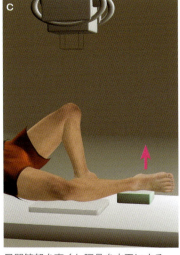

c　足関節部を高くし脛骨を水平にする

Point　体が硬い被検者の場合
非検側下腿がカセッテに重なる場合があるので，骨盤部の回旋で調整

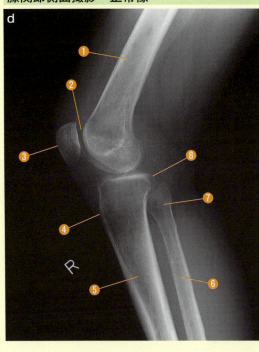

膝関節側面撮影　正常像

① 大腿骨　femur
② 膝蓋大腿関節（PF関節）　patellofemoral joint
③ 膝蓋骨　patella
④ 脛骨粗面　tibial tuberosity
⑤ 脛骨　tibia
⑥ 腓骨　fibula
⑦ 腓骨頭　head of fibula
⑧ 脛骨外側顆　lateral condyle

撮影時データ
管電圧　　　：60 kV
管電流　　　：200 mA
撮影時間　　：20 ms
電流時間積　：4 mAs
グリッド（−）
SID　　　　：100 cm

下肢関節　# 膝関節側面撮影②

撮影のポイント

側面かどうか見極めるポイント
1. 腓骨の位置
2. 大腿骨内側顆と外側顆の重なり

膝関節側面撮影　適正像

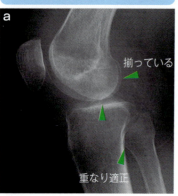

a　揃っている／重なり適正

腓骨が脛骨と重なり外旋が足りない

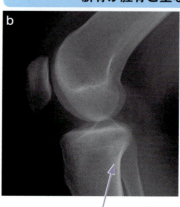

b　腓骨が脛骨と過度に重なっている場合は外旋が足りない

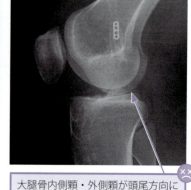

c　大腿骨内側顆・外側顆が頭尾方向にずれている場合は大腿骨の高さが水平でない

この画像の場合は外旋も足りないので下腿を持ち上げて外旋させれば修正可能

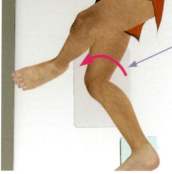

d　撮影時は膝を外旋させる

Point
1. 腓骨が脛骨と過度に重なっていないか
2. 大腿骨内側顆・外側顆が揃っているか

体が横に向けない場合

- 膝を軽度屈曲させ，膝外側にカセッテを置き内側-外側方向に撮影
- 車椅子・ストレッチャー・病棟ベッド・救急搬送での寝台上などに有効

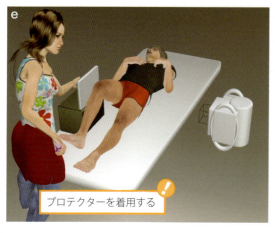

e　プロテクターを着用する

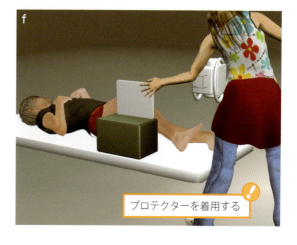

f　プロテクターを着用する

下肢関節 膠関節軸位撮影 (Skyline-view)

- ■体位：座位/仰臥位
- ■撮影方向：尾頭方向
- ■撮影中心：膝蓋骨下縁

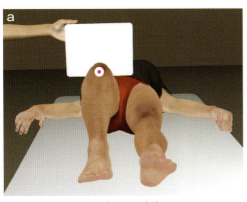

膝関節は45°屈曲。管球は尾頭方向に5〜10°

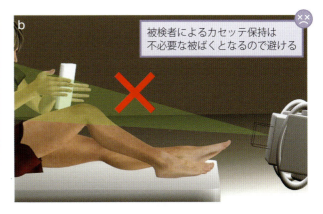

被検者によるカセッテ保持は不必要な被ばくとなるので避ける

支持器具で保持する場合

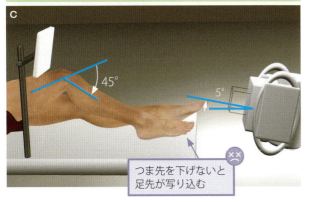

つま先を下げないと足先が写り込む

撮影者の手で保持する場合

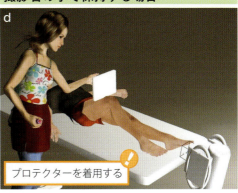

プロテクターを着用する

膝関節軸位撮影　正常像

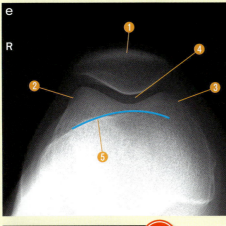

① 膝蓋骨 patella
② 大腿骨外側顆 lateral condyle of femur
③ 大腿骨内側顆 medial condyle of femur
④ 膝蓋大腿関節（PF関節） patellofemoral joint
⑤ 脛骨粗面 tibial tuberosity

撮影時データ
- 管電圧　：80kV
- 管電流　：250mA
- 撮影時間：16ms
- 電流時間積：4mAs
- グリッド（−）
- SID　　：100cm

Point　脛骨粗面が大腿骨関節面を越えないのがよい（越えた場合は膝を屈曲しすぎ or 管球角度が深すぎ）

下肢関節 膝関節軸位動態撮影

■体位：座位/仰臥位　■撮影方向：尾頭方向　■撮影中心：膝蓋骨下縁

膝関節軸位動態撮影

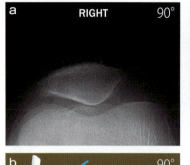
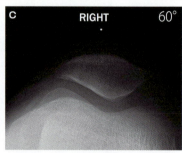
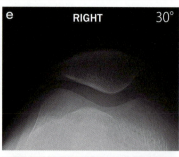
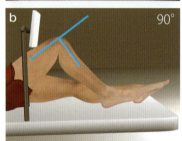
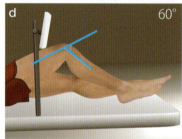
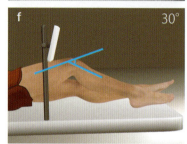

> 膝蓋骨の脱臼・亜脱臼・変形性膝蓋大腿関節症などの鑑別に有効

膝蓋骨脱臼（亜脱臼）

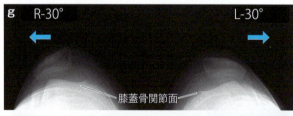
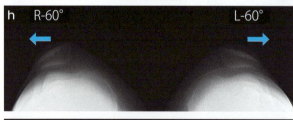
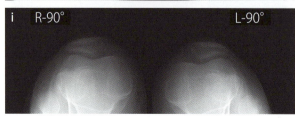

原因
- 内側膝蓋大腿靱帯が断裂
- 大腿骨の膝蓋骨関節面の溝が浅い

ほとんどが外側に脱臼
脱臼による軟骨損傷
内側膝蓋大腿靱帯断裂
大腿骨

治療
- サポーターによる固定
- 手術

MRI　脂肪抑制プロトン密度強調画像

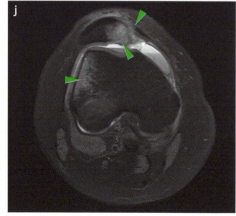

外側脱臼後，内側膝蓋大腿靱帯損傷があり，大腿骨外側部，膝蓋骨内側部に骨挫傷を伴っている．また，関節内血腫（液面形成）もみられる

膝関節顆間窩撮影

下肢関節

■体位：膝手位　■撮影方向：P-A方向　■撮影中心：膝後方くびれの中点

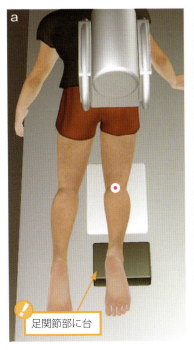

足関節部に台

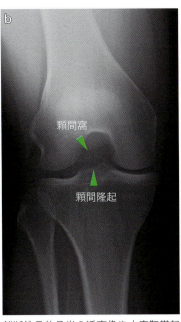

離断性骨軟骨炎の透亮像や十字靱帯起始部の剥離骨折の有無を観察

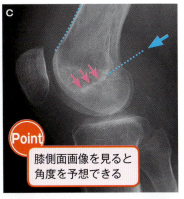

Point 膝側面画像を見ると角度を予想できる

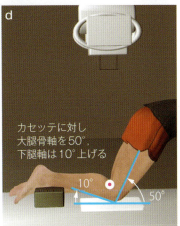

カセッテに対し大腿骨軸を50°、下腿軸は10°上げる

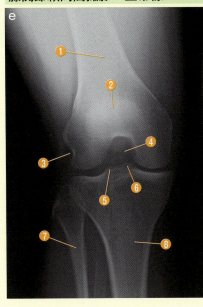

膝関節顆間窩撮影　正常像

① 大腿骨 femur
② 膝蓋骨 patella
③ 膝窩腱溝 sulcus popliteus
④ 顆間窩 intercondylar fossa
⑤ 外側顆間隆起 lateral intercondylar eminence
⑥ 内側顆間隆起 medial intercondylar eminence
⑦ 腓骨 fibula
⑧ 脛骨 tibia

撮影時データ
管電圧　　：65kV
管電流　　：160mA
撮影時間　：20ms
電流時間積：3.2mAs
グリッド（−）
SID　　　：100cm

下肢関節 膝関節 Rosenberg（ローゼンバーグ）撮影

■体位：立位　■撮影方向：P-A方向　■撮影中心：膝後方くびれの中点

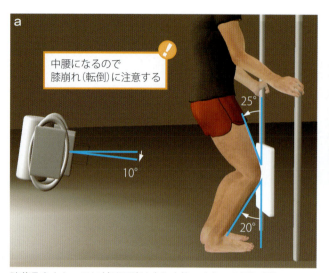

中腰になるので膝崩れ（転倒）に注意する

膝蓋骨をカセッテに付け下肢は少し内旋。カセッテ面に対し大腿骨軸は25°，下腿軸は20°にする

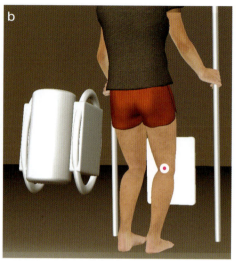

立位屈曲加重時の膝関節間隙を評価する

膝関節ローゼンバーグ撮影（両膝同時撮影）

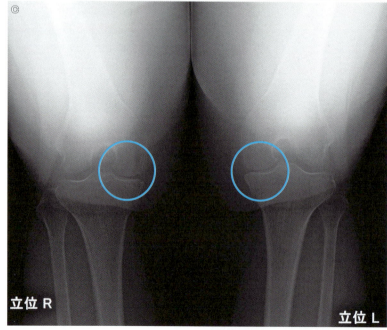

両膝内側の関節間隙が外側に比べ狭いことが観察できる

変形性膝関節症に伴う軟骨下骨信号の異常

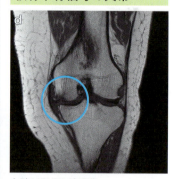

左膝 MRI T1強調像

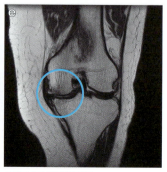

左膝 MRI T2強調像

下腿骨正面撮影

下肢関節

- ■体位：仰臥位
- ■撮影方向：A-P方向
- ■撮影中心：脛骨中心(少し外側)

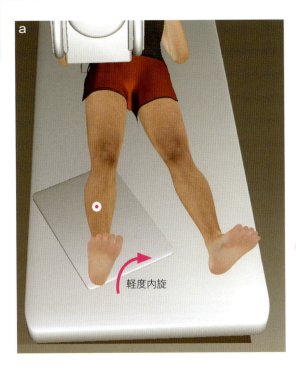

軽度内旋

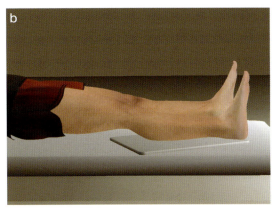

Point
- 下腿を軽度内旋
- カセッテの対角線方向を利用

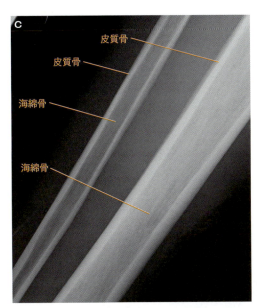

皮質骨と海綿骨を明瞭に表現

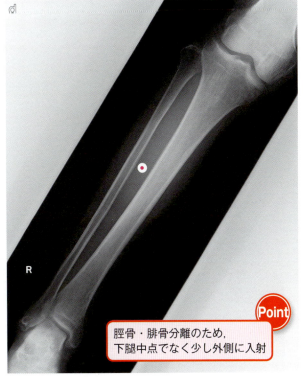

Point
脛骨・腓骨分離のため、下腿中点でなく少し外側に入射

撮影時データ
管電圧：60kV、管電流：250mA、撮影時間：12ms
電流時間積：3mAs、グリッド(−)、SID：100cm

下肢関節　下腿骨側面撮影

■体位：仰臥位　　■撮影方向：内側-外側方向　　■撮影中心：脛骨中心（少し後方）

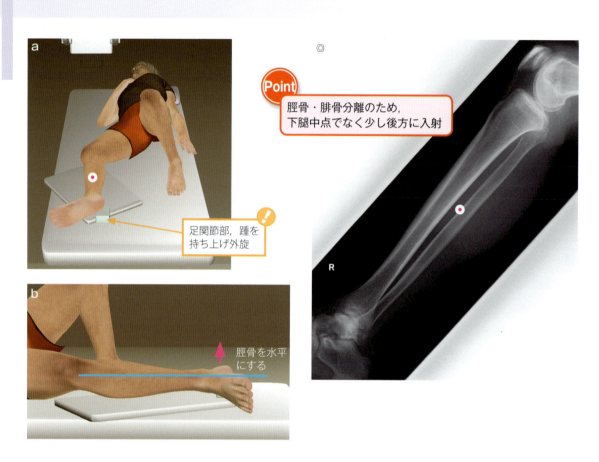

Point　脛骨・腓骨分離のため，下腿中点でなく少し後方に入射

足関節部，踵を持ち上げ外旋

脛骨を水平にする

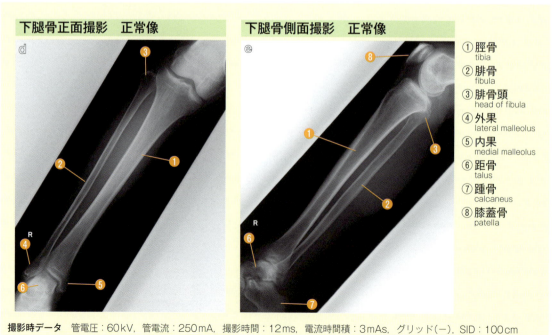

下腿骨正面撮影　正常像

下腿骨側面撮影　正常像

① 脛骨 tibia
② 腓骨 fibula
③ 腓骨頭 head of fibula
④ 外果 lateral malleolus
⑤ 内果 medial malleolus
⑥ 距骨 talus
⑦ 踵骨 calcaneus
⑧ 膝蓋骨 patella

撮影時データ　管電圧：60kV，管電流：250mA，撮影時間：12ms，電流時間積：3mAs，グリッド（−），SID：100cm

下腿骨骨折

下肢関節

脛骨遠位端骨折・腓骨骨幹部骨折
症例：高所からの飛び降り

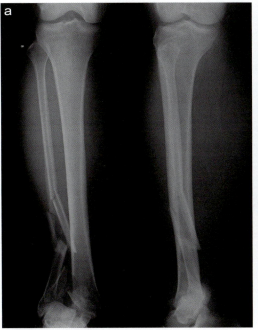

下腿骨正面・側面撮影

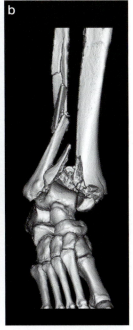

CT画像　VR処理

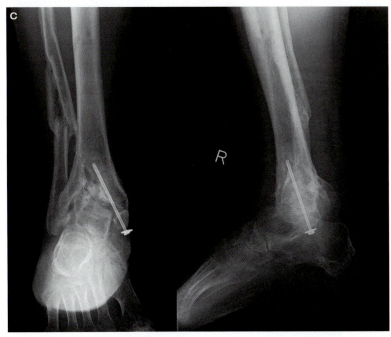

下腿骨正面・側面撮影（手術後）

> 状況によって完全な側面は得られないが2方向撮影することにより情報を付加

下肢関節　足関節正面撮影

■体位：仰臥位　　■撮影方向：A-P方向　　■撮影中心：内果・外果を結ぶ中点

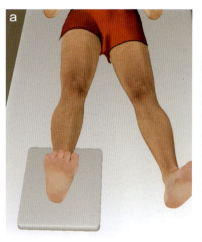

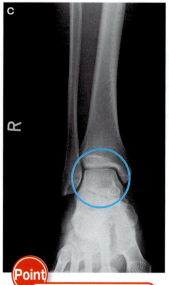

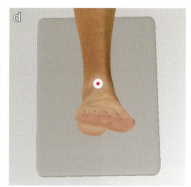

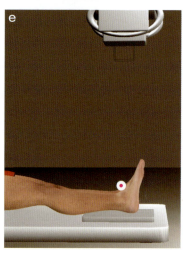

Point　脛骨・腓骨・距骨が分離されて描出できることが望ましい

Point　第2足趾を約15°内旋（内果・外果が水平）

足関節正面撮影　正常像

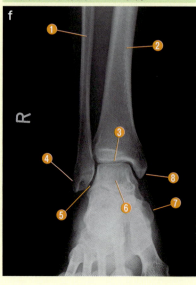

① 腓骨 fibula
② 脛骨 tibia
③ 距脛関節 talotibial joint
④ 外果 lateral malleolus
⑤ 外果関節面 lateral malleolar articular surface
⑥ 距骨 talus
⑦ 舟状骨 navicular
⑧ 脛骨内果 medial malleolus

撮影時データ
管電圧　　　：60kV
管電流　　　：200mA
撮影時間　　：20ms
電流時間積　：4mAs
グリッド（−）
SID　　　　：100cm

下肢関節 足関節側面撮影

■**体位**：仰臥位/側臥位　　■**撮影方向**：内側-外側方向　　■**撮影中心**：内果

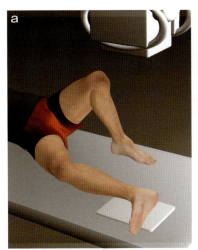

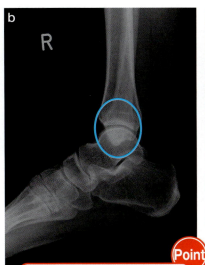

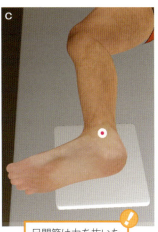

足関節は力を抜いた中間位にする

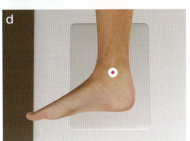

Point 腓骨が脛骨および距骨内に描出されていることが望ましい

内果/外果 と 内顆/外顆
「果（か）」malleolus は「くるぶし」を指す
「顆（か）」condylus は「突出部」を指す

足関節側面撮影　正常像

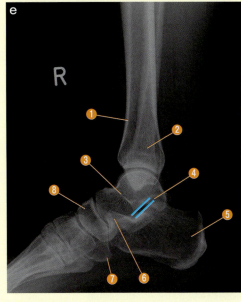

① 脛骨 tibia
② 腓骨 fibula
③ 距骨 talus
④ 距踵関節 talocalcaneal joint
⑤ 踵骨 calcaneus
⑥ 踵骨前方突起 anterior calcaneal process
⑦ 立方骨 cuboid
⑧ 舟状骨 navicular

撮影時データ
管電圧　　：60 kV
管電流　　：200 mA
撮影時間　：20 ms
電流時間積：4 mAs
グリッド（−）
SID　　　：100 cm

下肢関節　足関節踵骨軸位撮影

- **体位**：仰臥位/立位
- **撮影方向**：尾頭方向
- **撮影中心**：距踵関節中心（足底約1/3の高さ）

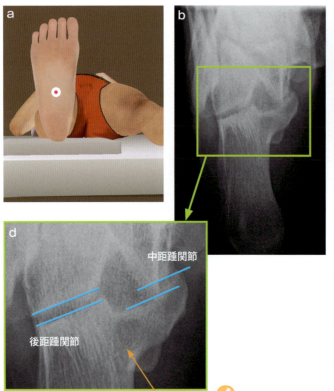

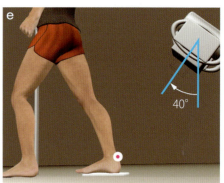

管球を尾頭方向に40°傾ける

立位で撮影も可能

距踵関節面がきれいに抜ける

中距踵関節
後距踵関節

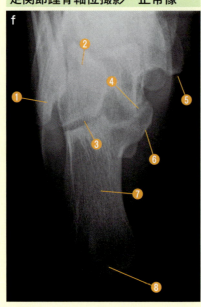

足関節踵骨軸位撮影　正常像

① 第5中足骨　5th metatarsal
② 距骨　talus
③ 後距踵関節　posterior talocalcaneal joint
④ 中距踵関節　middle talocalcaneal joint
⑤ 内果　medial malleolus
⑥ 載距突起　sustentaculum tali
⑦ 踵骨　calcaneus
⑧ 踵骨隆起　calcaneal tuberosity

撮影時データ
- 管電圧：78kV
- 管電流：200mA
- 撮影時間：16ms
- 電流時間積：3.2mAs
- グリッド(−)
- SID：100cm

距踵関節 Anthonsen Ⅰ 撮影（アントンセン）

下肢関節

- ■体位：側臥位
- ■撮影方向：内側-外側方向
- ■撮影中心：内果中心

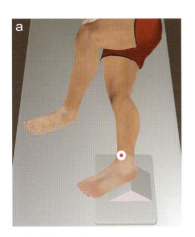

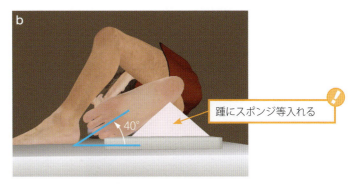

踵にスポンジ等入れる

40°

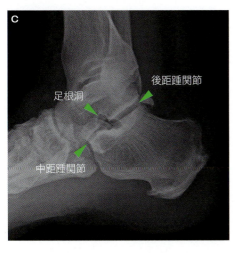

後距踵関節
足根洞
中距踵関節

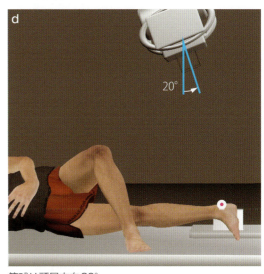

20°

管球は頭尾方向20°

アントンセンⅠ撮影　正常像

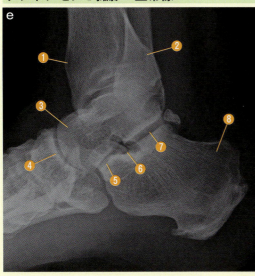

① 脛骨 tibia
② 腓骨 fibula
③ 距骨 talus
④ 距舟関節 talonavicular joint
⑤ 中距踵関節 middle talocalcaneal joint
⑥ 足根洞 tarsal sinus
⑦ 後距踵関節 posterior talocalcaneal joint
⑧ 踵骨 calcaneus

撮影時データ
- 管電圧：66 kV
- 管電流：250 mA
- 撮影時間：4 ms
- 電流時間積：1 mAs
- グリッド：(−)
- SID：100 cm

下肢関節 Anthonsen Ⅰ 撮影の体位が取れない場合

■体位：座位/仰臥位　■撮影方向：外側-内側方向　■体位：立位　■撮影方向：内側-外側方向
■撮影中心：外果中心　　　　　　　　　　　　　　■撮影中心：内果中心

座位

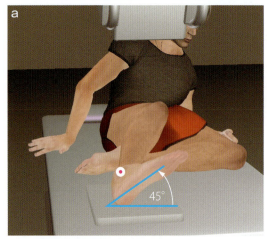

a

踵部を上げるのが困難な場合に有効

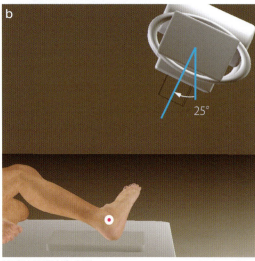

b

管球は尾頭方向25°

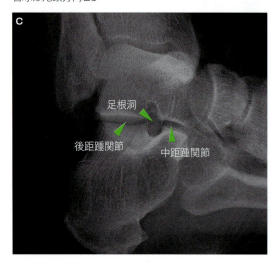

c

足根洞
後距踵関節　中距踵関節

立位

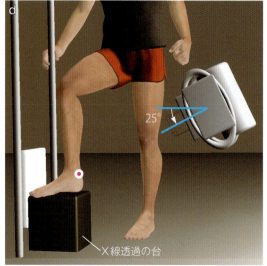

d

X線透過の台

管球は頭尾方向25°

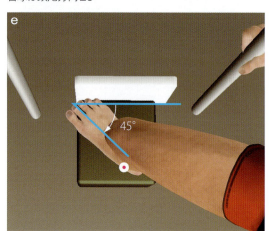

e

カセッテとなす角45°

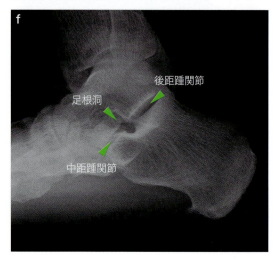

f

後距踵関節
足根洞
中距踵関節

Anthonsen Ⅰ撮影とその他の方法の比較

下肢関節

中距踵関節・足根洞・後距踵関節はいずれの画像でも観察可能

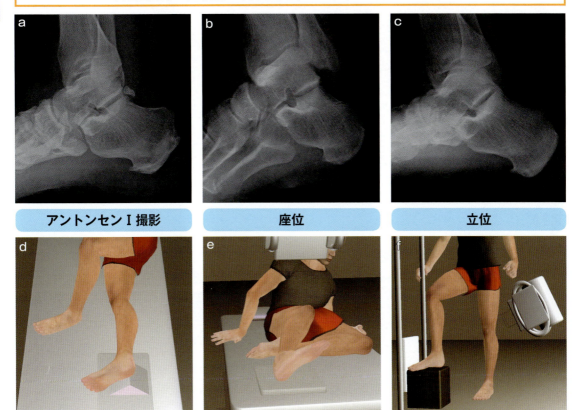

アントンセンⅠ撮影 / 座位 / 立位

被検者の状態に合わせて撮影可能だが，再現性を考慮して施設で統一した撮り方を決めておく必要がある

下肢関節 距腿関節 Anthonsen Ⅱ 撮影

■体位：仰臥位　■撮影方向：内側-外側方向　■撮影中心：内果中心

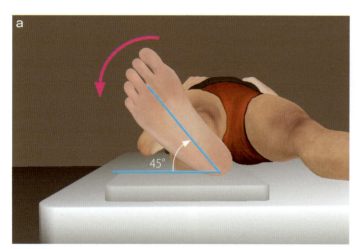

45°外旋

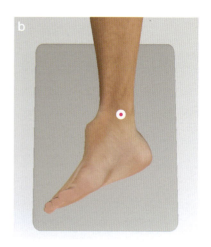

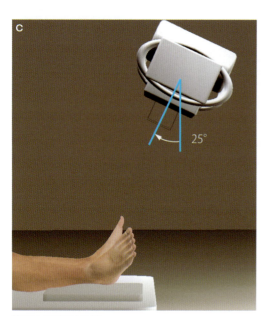

管球は尾頭方向25°

後距腿関節腔の評価に適している

中距腿関節・足根洞を評価する場合はアントンセンⅠ撮影を行うこと

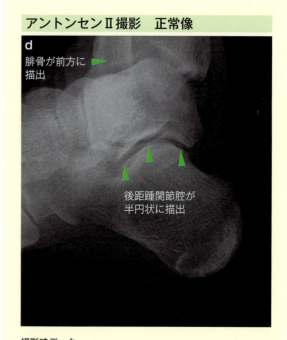

アントンセンⅡ撮影　正常像

腓骨が前方に描出

後距腿関節腔が半円状に描出

撮影時データ
管電圧　　：66kV
管電流　　：250mA
撮影時間　：4ms
電流時間積：1mAs
グリッド（−）
SID　　　：100cm

足趾正面撮影

下肢関節

- ■体位：仰臥位/座位
- ■撮影方向：背底方向
- ■撮影中心：第2趾中足骨中心

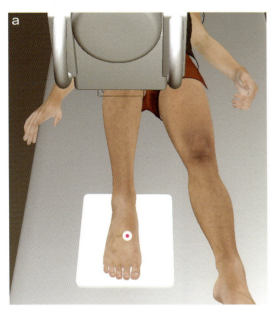

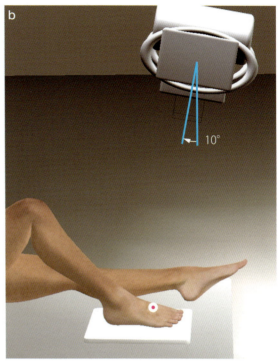

尾頭方向に10°

Point 膝を屈曲させ足底面をカセッテに付け足趾を進展

足趾正面撮影 正常像

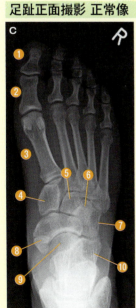

① 末節骨 distal phalanx
② 基節骨 proximal phalanx
③ 中足骨 metatarsal
④ 内側楔状骨 medial cuneiform
⑤ 中間楔状骨 intermediate cuneiform
⑥ 外側楔状骨 lateral cuneiform
⑦ 立方骨 cuboid
⑧ 舟状骨 navicular
⑨ 距骨 talus
⑩ 踵骨 calcaneus

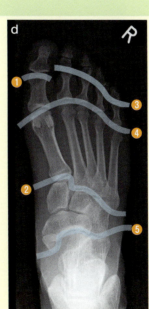

① IP関節 interphalangeal joint
② リスフラン関節 Lisfranc joint
③ PIP関節 proximal interphalangeal joint
④ MP関節 metatarsophalangeal joint
⑤ ショパール関節 Chopart joint

cとdは同一画像

撮影時データ　管電圧：55kV，管電流：200mA，撮影時間：10ms，電流時間積：2mAs，グリッド（−），SID：100cm

足趾斜位撮影

下肢関節

■体位：仰臥位/座位　■撮影方向：背底方向　■撮影中心：第3趾中足骨中心

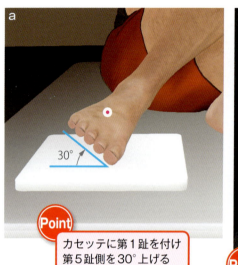

Point
カセッテに第1趾を付け
第5趾側を30°上げる

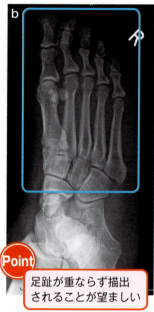

Point
足趾が重ならず描出
されることが望ましい

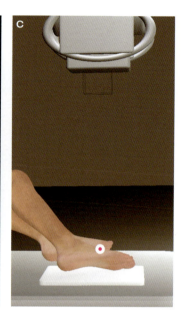

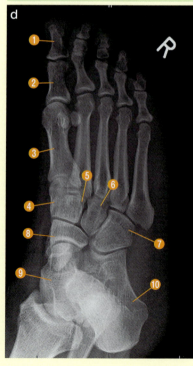

足趾斜位撮影　正常像

① 末節骨　distal phalanx
② 基節骨　proximal phalanx
③ 中足骨　metatarsal
④ 内側楔状骨　medial cuneiform
⑤ 中間楔状骨　intermediate cuneiform
⑥ 外側楔状骨　lateral cuneiform
⑦ 立方骨　cuboid
⑧ 舟状骨　navicular
⑨ 距骨　talus
⑩ 踵骨　calcaneus

撮影時データ
管電圧　：55kV
管電流　：200mA
撮影時間：10ms
電流時間積：2mAs
グリッド(−)
SID　　：100cm

下肢関節 母趾種子骨撮影

■体位：座位/腹臥位　　■撮影方向：足先-踵方向/踵-足先方向　　■撮影中心：第1趾中足骨中心

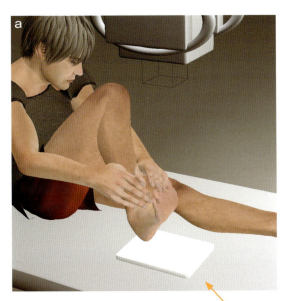

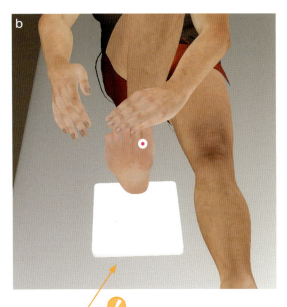

第1，2足趾が写り込まないように保持

腹臥位でも撮影可能

母趾種子骨撮影（右）
偏位あり

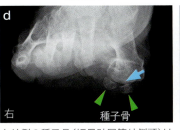

右外側の種子骨（短母趾屈筋外側頭）は内側に偏位している（→）

母趾種子骨撮影（左）
正常

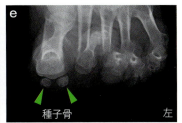

撮影時データ
管電圧：55kV	電流時間積：2mAs
管電流：200mA	グリッド（−）
撮影時間：10ms	SID：100cm

種子骨（sesamoid bone）
靭帯や腱の中に形成される類円形の小骨の総称（足趾では短母趾屈筋腱内）

索引
和文・欧文

あ

圧迫板	94, 95
アントンセンⅠ撮影	213
──とその他の方法の比較	215
──の体位が取れない場合	214
アントンセンⅡ撮影	216

い

息止め撮影(呼気)	140
異常ガス像	103, 109
維持療法	151
イヤーロッド	66
イレウス	100
陰極	2, 9
インジケーター	60
咽頭隆起	51, 52, 130, 131, 133, 134

う

上羽根	5
ウォータース法撮影	38, 39, 41
烏口突起	154, 157, 158, 159, 160
う蝕	57
右心陰影	76
右房	78

え

エア・ギャップ法	17
永久歯	55, 65
腋窩	161, 162
液貯留	109, 110, 111
エナメル質	57
鉛箔厚	13
鉛箔間隔	13
鉛箔高さ	13

お

横隔膜	71, 73, 96, 97, 119
横断像	89
横突起	51, 130, 131, 140, 142, 144
オクルーザル	62
オトガイ	50
オルソパントモグラフィ	64

か

外果	208, 210, 214
──関節面	210
回外	27
開口障害	68
臥位撮影用散乱線除去グリッド	15
外耳道	45, 47
外旋	27, 29
外側顆間隆起	205
外側環軸関節	135
外側楔状骨	217, 218
外側半規管	44
外転	27, 29
回内	27
外反	28
解剖学的関節	155
解剖学的真結合線	127, 128
解剖学的正位	24
海綿骨	207
下咽頭	53
下顎角	38, 39, 51
下顎骨	36, 45, 48, 49, 130
下顎頭	68
顆間窩	199, 200, 205
下関節突起	140, 141, 142, 144
顆間隆起	199
顎関節	45
──開口撮影	67, 68
──の評価	45
──閉口撮影	67, 68
拡大率	11, 73
カセッテ前面配置用散乱線除去グリッド	14
下前腸骨棘	198
下腿骨骨折	209
下腿骨正面撮影	207, 208, 209
下腿骨側面撮影	208, 209
眼窩	36, 37
──下縁外耳孔線 → RBL	
──耳孔線 → OML	
含気の低下	85
管球角度計	3
寛骨臼(臼蓋)	123, 124, 125, 126, 190, 191
寛骨臼唇	191
環軸関節	135, 136
間質性肺炎	86
冠状断像	89
冠状縫合	47
環椎	135
──後弓	49, 131, 133
管電圧	7, 16, 18, 52
管電流	7, 90
カンペル平面	31
ガンマネイル	195

き

気管	51, 53, 71
気管支	73
気胸	84, 85
偽腫瘍	107
基節骨(足)	217, 218
基節骨(手)	177, 178, 181, 182, 186
機能的関節	155

急性喉頭蓋炎 54
急性腹症 96
弓部大動脈 117
胸郭 88
頬骨 38, 50
胸骨角 90, 92
頬骨弓 49, 50
頬骨軸位撮影 50
胸骨上縁 137
胸骨正面撮影 90
胸骨側面撮影 91
胸骨体 90, 91, 92
胸骨柄 90, 91, 92
胸骨ワイヤー 117
胸鎖関節 88, 90, 92, 155
　──撮影 92
胸鎖乳突筋 131
胸水 75, 85
胸椎 73
　──正面撮影 137
　──側面撮影 138
胸部正面(P-A)撮影 70, 71, 72
胸部側臥位正面撮影 74
胸部側面撮影 73
胸部大動脈瘤 86
棘上窩 158
棘突起 51, 130, 133, 140, 141, 142
距腿関節 210
距骨 208, 210, 211, 212, 213, 217, 218
距舟関節 213
距踵関節 211, 213, 216
筋突起 38

く

グースマン法撮影 128
屈曲 27, 29
首輪様陰影 145
グリッド 118
　──使用における撮影条件変更の目安 18
　──比 13, 18
　──法 17, 18
　──密度 13
グレーデル法 17
クローズドロック 68

け

鶏冠 40, 48
脛骨 199, 201, 202, 205, 207, 208, 210, 211, 213
　──遠位端骨折 209
　──外側顆 201
　──粗面 201, 203
計測用メジャー 127, 128
頸椎開口位撮影 135, 136
頸椎後屈撮影 134

頸椎斜位撮影 131
頸椎症 132
頸椎正面撮影 130
頸椎前屈撮影 134
頸椎側面撮影 133
頸部骨折 194, 195
頸部正面撮影 51
頸部側面撮影 52, 53
血管塞栓術後 83
月状骨 181, 183
結節影 82
結節間溝 160, 166
結腸穿孔 113
ケルクリング 104, 108
肩関節軸位撮影 160, 161
肩関節正面撮影 154, 155, 156, 157
肩関節脱臼 162, 163
肩関節中間位撮影 155
肩甲胸郭関節 155
肩甲棘 158, 159, 160
肩甲骨 71, 72, 156, 160, 166, 167
　──下縁 70, 73, 138
　──関節窩 156, 157
　──上角 158
　──正面撮影 164
　──側面撮影 165
　──体部 159
　──内側縁 158, 165
肩甲上角 159
肩甲上腕関節 155, 156, 160
肩鎖関節 155
剣状突起 90, 91, 137, 149, 150
肩峰 156, 158, 160, 166, 167
　──下関節 155, 156, 159
　──角 158

こ

口蓋垂 53
口蓋裂 62
岬角 148
口角耳珠線 56
後距踵関節 212, 213, 214, 215
　──腔 216
咬合法 62
後床突起 47
鉤状突起(頸椎) 130, 131
鉤状突起(肘) 170, 171, 172, 175, 176
高身長 97
鉤椎関節 130
光電効果 16
喉頭 53
　──蓋 53
　──蓋谷 53
後頭結節 130, 135
後頭骨 49

喉頭室	51
後頭隆起	47
口内撮影法	56
口内法	56
咬翼部	61
咬翼法	61
コールドウェル法撮影	37
コーン	56, 60, 62
股関節軸位撮影	193
股関節正面撮影	190
呼気撮影	96, 137
呼吸停止	91
骨盤入口部最大横径	127
骨盤下口	128
骨盤狭横径	127
骨盤正面撮影	122, 123
骨盤男女比較	123
コブ角	151
固有濾過	19
根管	57
コンプトン効果	16

さ

載距突起	212
最大胸郭横径	79
最大心臓横径	79
鎖骨	71, 90, 92, 117, 130, 156, 158, 160, 167
——遠位端骨折	89
——斜位撮影	88, 89
——正面撮影	88, 89
坐骨	123, 124, 190, 191, 197, 198
左心陰影	76
左心耳	77
左心室	77, 117
撮影時間	90
撮影補助具	22, 23
産科学的真結合線	128
三角骨	181, 183
散乱線除去グリッド	13, 14, 15
——と撮影条件	18
散乱線除去方法	17
散乱線の発生と要因	16

し

歯科撮影	55
——の種類	55
歯科パノラマ撮影	64, 65
歯冠	57
子宮筋腫	107
軸椎棘突起	133
篩骨洞	37
歯根	57
歯式	55
矢状断像	89

矢状縫合	48
視神経管撮影	42, 43
歯髄	57
耳垂直線(ARL)	31
歯槽硬線	57
歯槽骨	57
膝蓋骨	199, 201, 203, 205, 208
——下縁	200
——下端	199, 201
——脱臼	204
膝蓋大腿関節(PF関節)	201, 203
膝窩腱溝	205
膝関節顆間窩撮影	205
膝関節軸位撮影	203
膝関節軸位動態撮影	204
膝関節正面撮影	199, 200
膝関節側面撮影	201, 202
実効焦点	10
——寸法	10
実焦点	10
歯突起	38, 133, 135, 136
脂肪組織	94
脂肪肉腫	106
尺屈	28
尺骨	167, 171, 174, 175, 176, 177, 178, 181, 182
尺骨茎状突起	175, 176, 177, 178
尺骨神経溝	170, 174
——撮影	174
遮蔽板	23
舟状骨(足)	210, 211, 217, 218
舟状骨(手)	181, 183, 186
——45°回外像	185
——45°回内像	185
——軽度背屈撮影	183
——軽度背屈像	185
——骨折	184, 185
——撮影	183
——正面撮影	183
——正面像	184, 185
——側面像	185
——両側同時撮影	184, 185
集束型	13
十二指腸〜空腸閉塞	108
10枚法	63
手関節正面撮影	177
手関節側面撮影	178
手根管撮影	179
手根骨	181
種子骨(足)	219
種子骨(手)	177, 178
手指正面撮影	180, 181
手掌-手背方向正面撮影	186, 187
手側面(斜位)撮影	182
手背-手掌方向正面撮影	187
手背-手掌方向母指外転撮影	187
シュラー法撮影	45, 46, 67

腫瘤陰影	106, 107
上位胸椎側面撮影	139
上咽頭	53
消化管以外の異常ガス像	103
消化管穿孔	75
消化管閉塞	75
上顎骨	38
上顎洞	36, 37, 38
——の含気	41
上関節突起	140, 141, 142, 144
掌屈	28
小結節	156, 160
踵骨	208, 211, 212, 213, 217, 218
——前方突起	211
——隆起	212
小骨盤腔の形	123
照射時間	7
照射野の設定	6
照射野ランプ	3, 5, 98, 116
小焦点	9, 10, 11
——フィラメント	9
上前腸骨棘	123, 124, 190
上大静脈	78
小腸閉塞	109, 110, 111
焦点サイズの違いによる半影の比較	11
小転子	190, 191, 197, 198
小葉	94
小菱形骨	181, 183
上腕骨	156, 166, 167, 170, 171, 174, 175, 176
——外側上顆	166, 167, 170, 173, 174
——滑車	171
——骨幹部骨折	169
——小頭	170
——正面撮影	166
——側面撮影	167, 168
——頭	156, 157, 158, 164, 167
——頭内側	154
——内側上顆	166, 170, 173, 174
足趾正面撮影	217
食道	53
ショパール関節	217
心陰影	76, 77, 78
心胸郭比	79
腎結石	105
人工股関節	190, 191, 195, 196
——全置換術	195
心臓	71
腎臓	99
——のガス像	103
診断参考レベル	21
伸展	27, 29
腎/尿管結石	114

す

錐体稜	49
スイマー法	139
スカプラ Y	158, 159
スコッチテリアサイン	144
ステンバース法撮影	44, 46
ストライカー法撮影	162
スポンジ・ブロック	23
すりガラス影	86
スワンガンツカテーテル	117

せ

生殖腺防護板	190
声帯	51, 53
正放線投影	63
脊椎側彎症	151
脊椎分離症	145
石灰化像	105
舌骨	53
セファログラフィ	66
仙骨	97, 119, 125, 126, 140, 141, 148
仙骨孔	125, 126, 148
仙骨正面撮影	147, 148
仙骨尖	148
仙骨側面撮影	148
線状影	84, 85
前床突起	47
線すい制限羽根	5
全脊椎正面撮影	149
全脊椎側面撮影	150
仙腸関節	97, 119, 124, 125, 126, 140, 148
——斜位撮影	126
——正面撮影	125
前庭	44
前頭洞	36, 37, 38, 47, 48
前頭稜	36, 40
前半規管	44
前方散乱	16
前腕骨正面撮影	175
前腕骨側面撮影	176

そ

臓器腫大	107
象牙質	57
総濾過	19
側臥位正面画像	115
側臥位正面撮影	75
足関節踵骨軸位撮影	212
足関節正面撮影	210
足関節側面撮影	211
足根洞	213, 214, 215, 216
足趾斜位撮影	218
側頭骨	44, 45
——の含気	46
鼠径線	124, 191, 192, 193

た

- ターゲット……12
  - ――角度……10
- 第1関節……155
- 第1胸椎……133, 139
- 第1趾中足骨……219
- 第1中手骨……186, 187
- 第1肋骨……51, 130, 131
- 第2関節……155
- 第2趾中足骨……217
- 第3趾中足骨……218
- 第3中手骨骨軸……179
- 第3中手指節関節（MP関節）……180, 182
- 第3腰椎……140, 141, 142, 146
- 第4頸椎……51, 52, 130, 131, 133, 134
- 第5中足骨……212
- 第5腰椎……125, 126
- 第6-7胸椎……70, 73, 116
- 第7頸椎……70, 138
- 第12肋骨……97, 140, 141
- 対角結合線……128
- 大胸筋……94
- 大結節……156, 166
- 大後頭孔……49
- 大焦点……9, 10, 11
  - ――フィラメント……9
- 大腿骨……197, 198, 199, 201, 205
  - ――外側顆……199, 202, 203
  - ――外側上顆……197
  - ――頸部……190, 191, 193, 197
  - ――頸部骨折……194, 195
  - ――正面撮影……197
  - ――側面撮影……198
  - ――頭……97, 119, 123, 124, 125, 126, 190, 191, 197, 198
  - ――内側顆……199, 202, 203
- 大腸閉塞……112
- 大転子……122, 125, 127, 128, 147, 190, 191, 197, 198
- 大動脈弓……71, 73, 77
- 大菱形骨……181, 183, 186
- タウン法撮影……49
- 唾石……62
- 胆管内ガス像……103
- 胆石……105
- 胆囊のガス像……103

ち

- 恥骨……97
  - ――下角……123
  - ――結合……99, 122, 123, 124, 125, 147, 148, 190
- 中咽頭……53
- 中間楔状骨……217, 218
- 肘関節軸位撮影……173
- 肘関節正面撮影……170
- 肘関節側面撮影……171, 172
- 中間物質厚……13
- 中距踵関節……212, 213, 214, 215, 216
- 中耳炎……46
- 中手骨……177, 178, 181, 182, 186
- 中節骨……181, 182
- 中足骨……217, 218
- 肘頭……170, 171, 174, 175, 176
  - ――窩……166, 170, 171
- 中立……27, 28, 29
- 腸管ガス……97, 107, 110, 113
- 腸管の拡張……104
- 腸管壁内ガス像……103
- 蝶形骨周囲骨構造……40
- 蝶形骨小翼……37, 40
- 蝶形骨大翼……38
- 腸骨……96, 97, 98, 119, 123, 124, 125, 126, 141
  - ――横長……123
  - ――正面撮影……124
- 腸骨稜……99, 118, 122, 123, 124, 125, 126, 148
- 腸閉塞……100, 101

つ

- 椎間関節……133
- 椎間腔……141
- 椎間孔……131
  - ――の狭小化……132
- 椎弓……144, 145
  - ――根……130, 131, 133, 140, 141, 142, 143, 144
  - ――板……131, 144, 145
- 椎体……133
  - ――アライメントの不整……132
  - ――の構造……144

て

- 底屈……28
- 低身長……97
- デクビタス……74, 75, 115
- 転移性肺癌……82
- 転子下骨折……194, 195
- 転子部骨折……194, 195
- 天井走行式X線管懸垂器……4

と

- ドイツ水平線……31, 38, 44, 47, 64, 66
- 橈屈……28
- 橈骨……167, 170, 171, 174, 175, 176, 177, 178, 181, 182
- 橈骨茎状突起……175, 176, 177, 178, 183
- 橈骨-尺骨茎状突起……179
- 橈骨頭……170, 171, 172, 174, 175, 176
- 豆状骨……181, 183
- 頭尾方向……37, 40, 49, 61, 62, 89, 94, 98, 118, 154, 158, 160, 202, 213, 214
- 頭部X線規格撮影……66

頭部正面撮影································48
頭部側面撮影································47
特発性側彎症································151
ドッグライン······························144, 145
ドライウェイト······························79
トルコ鞍····································47
ドレナージチューブ··························119

な

内果·····················208, 210, 211, 212, 213, 214, 216
内耳道··································36, 44, 48
内旋······································27, 29
内側顆間隆起································205
内側楔状骨······························217, 218
内側膝蓋大腿靱帯······························204
内転······································27, 29
内反··28
軟線撮影··································52, 54, 93

に

二等分法··································57, 58, 59
ニボー·····················101, 104, 108, 109, 110, 111, 112
乳歯··55
乳腺··94
乳頭··94
乳突蜂巣······························36, 45, 47, 48, 49
乳房下部組織··································95
乳様突起··································44, 45, 48
尿管結石····································114

の

濃度上昇··································80, 81

は

肺炎··80
肺区域······································76
背屈··28
肺動脈······································77
肺門部肺癌··································81
肺門リンパ節腫大······························87
ハウストラ································104, 112
半影······································11, 73
ハンソンピン································195
ハンドスイッチ································7

ひ

ヒール効果··································12, 93
腓骨···············198, 199, 201, 202, 205, 208, 210, 211, 213
　　──骨幹部骨折································209
　　──頭······························201, 208
尾骨······································147, 148

皮質骨······································207
鼻中隔····································36, 48
鼻聴道線（AML）··························31, 42, 56
尾頭方向···············44, 50, 62, 88, 125, 130, 131, 147, 161,
　　　　　　　　　　　　193, 203, 204, 212, 214, 216, 217
被ばく······································20

ふ

付加フィルタ································19
腹腔内腫瘤··································106
腹腔内遊離ガス····························75, 102
副鼻腔炎····································41
副鼻腔正面撮影····························36, 41
腹部臥位正面撮影··························98, 101
腹部正面撮影································96
腹部立位正面撮影······················96, 97, 101
腹部立位正面画像··························100, 101
腹膜気腫····································115
ブッキーテーブル··························6, 15, 98
ブッキーブレンデ····························13, 15
ブラインドエリア································93
プロテクター······························193, 202, 203
分割枠（分割板）······························23

へ

平行型······································13
平行法······································60
閉鎖孔···················123, 124, 148, 190, 191, 197, 198
ヘッド······································56
偏遠心投影··································63
偏近心投影··································63
変形性膝関節症································206

ほ

膀胱結石····································105
放射線の特徴································20
放射線防護の3原則····························21
ポータブル胸部正面撮影······················116, 117
ポータブル腹部正面撮影······················118, 119
母指/CM関節撮影··························186, 187
母趾種子骨撮影································219
ポッター・ブッキーブレンデ························13
ポレオン····································66

ま

埋伏歯······································62
末節骨（足）······························217, 218
末節骨（手）··························181, 182, 186
マルチウス法撮影······························127
マンモグラフィ································93
　　──CC(craniocaudal)撮影······················94
　　──MLO(mediolateral oblique)撮影··············95

む

虫歯·····57

も

網状影·····86
門脈内ガスの発生機序·····103

ゆ

有鈎骨·····181, 183
有頭骨·····181, 183
遊離肋骨·····137

よ

陽極·····2, 9, 10, 12
腰椎·····97, 119
　——後屈撮影·····146
　——斜位撮影·····142, 143, 144
　——正面撮影·····140
　——前屈撮影·····146
　——側面撮影·····141

ら

ラウエンシュタインⅠ撮影·····191
ラウエンシュタインⅡ撮影·····192
ラムダ縫合·····49

り

梨状陥凹·····51
リスフラン関節·····217
リスホルムブレンデ·····13, 14
離断性骨軟骨炎·····205
立位撮影用散乱線除去グリッド·····15
立位ブッキー撮影台·····15
立方骨·····211, 217, 218
隆椎·····70, 138
両側肺門部リンパ節腫脹·····87

る

ルシュカ関節·····130, 131

ろ

ローゼンバーグ撮影·····206
ロック解除スイッチ·····3
肋骨·····71, 73, 90, 92, 117
　——横隔膜角·····71, 73, 85, 117
　——弓下縁·····140, 141, 142, 146

A

abduction·····27, 29
acetabular margin·····191
acetabulum·····123, 124, 125, 126, 190, 191
acromial angle·····158
acromion·····156, 158, 160, 166, 167
acute abdomen·····96
adduction·····27, 29
agnification ratio·····11
air-fluid level　→　ニボー
alveolar bone·····57
alveolar hard line·····57
AML(acanthiomeatal line)·····31, 42, 56
anatomical position·····24
anterior calcaneal process·····211
anterior clinoid process·····47
anterior inferior iliac spine·····198
anterior semicircular canal·····44
anterior superior iliac spine·····123, 124, 190
AnthonsenⅠ撮影·····213
　——とその他の方法の比較·····215
　——の体位が取れない場合·····214
AnthonsenⅡ撮影·····216
aortic arch·····71, 73, 117
AP(anteroposterior)·····26
apex of sacrum·····148
ARL(auricular line)·····31
atlantoaxial joint·····135
atlas·····135
axial·····89

B

bilateral hilar lymphadenopathy(BHL)·····87
body of sternum·····90, 91, 92
bronchus·····73

C

calcaneal tuberosity·····212
calcaneus·····208, 211, 212, 213, 217, 218
Caldwell法撮影·····37
Camper plane·····31
capitate·····181, 183
capitulum of humerus·····170
carpal bones·····177, 178, 181, 182
carpometacarpal joint(CM関節)·····180, 186, 187
CC(craniocaudal)·····94
cephalography·····66
Chopart joint·····217
clavicle·····71, 90, 92, 117, 130, 156, 158, 160, 167
　——ポジション·····150
coccyx·····148
coracoid process·····158, 160
cordio-thoracic ratio(CTR)·····79

coronal··89
coronal suture···47
coronoid process
　　──（頭）···38
　　──（肘）·····················170, 171, 175, 176
costophrenic angle·······························71, 73, 117
crista galli··48
cuboid······································211, 217, 218

D

dental pulp··57
dentin··57
Diagnostic Reference Levels（DRLs）··········21
diaphragm······································71, 73, 97, 119
distal interphalangeal joint（DIP関節）·····180
distal phalanx
　　──（足）····································217, 218
　　──（手）·······························181, 182, 186
dorsiflexion··28
double shadow··78
drainage tube··119

E

enamel···57
epiglottic vallecula··································53
epiglottis···53
esophagus··53
ethmoid sinus···37
eversion··28
extension···27, 29
external acoustic meatus······················45, 47
external rotation·································27, 29

F

fatty tissue··94
femur·································197, 198, 199, 201, 205
fibula······················198, 199, 201, 205, 208, 210, 211, 213
flexion···27, 29
foramen magnum····································49
Frankfort horizontal line（plane）···············31
free air··102, 115, 118
frontal crest··36
frontal sinus·······························36, 37, 38, 47, 48

G

glabellomeatal line（GML）························31
glandular tissue·······································94
glenohumeral joint·························156, 160
greater trochanter·················190, 191, 197, 198
greater tubercle·······························156, 166
greater wing of sphenoid bone················38
groove for ulnar nerve······················170, 174

Guthmann法撮影·································128

H

half shadow···11
hamate···181, 183
head of femur··97, 119, 123, 124, 125, 126, 190, 191, 197, 198
head of fibula·································201, 208
head of humerus··························156, 158, 167
head of radius·······················170, 171, 174, 175, 176
heart··71
Hill-Sachs損傷······································163
humerus················156, 166, 167, 170, 171, 174, 175, 176
hyoid bone··53
hypopharynx···53

I

ileus···100
iliac crest··························123, 124, 125, 126
ilium··································97, 119, 123, 124, 125, 126, 141
inferior articular process············140, 141, 142
inframammary fold··································95
intercondylar eminence·························199
intercondylar fossa·························199, 205
intermediate cuneiform···················217, 218
internal acoustic meatus··················36, 44, 48
internal rotation································27, 29
interphalangeal joint（IP関節）
　　──（足）···217
　　──（手）····································180, 186
interstitial pneumonia（IP）······················86
intertubercular sulcus····················160, 166
intervertebral foramen··························131
intervertebral joint space·····················133
intestinal gas···97
intestinal obstruction····························100
inversion···28
ischium···························123, 124, 190, 191, 197, 198

K

KUB撮影··99

L

lambdoid suture·····································49
lamina···131
LAO（left anterior oblique）·······················26
laryngeal ventricle··································51
larynx···53
lateral atlantoaxial joint························135
lateral condyle of femur·················199, 203
lateral condyle of tibia···························201
lateral cuneiform·····························217, 218
lateral epicondyle of humerus······166, 167, 170, 174

lateral epicondyle of femur ··197
lateral intercondylar eminence ··205
lateral malleolar articular surface ·····································210
lateral malleolus ··208, 210
lateral semicircular canal ···44
Lauenstein Ⅰ撮影 ··191
Lauenstein Ⅱ撮影 ··192
left ventricle ···117
lesser trochanter ···190, 191, 197, 198
lesser tubercle ··156, 160
lips-meatal line (LML) ···31, 56
Lisfranc joint ··217
lobules ···94
LPO (left posterior oblique) ···26
LR (left-right, right lateral) ··26
lumber spine ··97, 119
── #5 ···125, 126
lunate ··181, 183
Luschka joint ··130, 131

M

mandible ··36, 45, 48, 49, 130
mandibular angle ···38, 51
manubrium ··90, 91, 92
Martius法撮影 ··127
mastoid air cells ···36, 45, 47, 48, 49
mastoid process ···44, 45, 48
maxillary bone ··38
maxillary sinus ···36, 37, 38
medial condyle of femur ··199, 203
medial cuneiform ···217, 218
medial epicondyle of humerus ···166, 170, 174
medial intercondylar eminence ··205
medial malleolus ··208, 210, 212
mentomeatal line (MML) ···31
mentum of chin ···50
metacarpals ···177, 178, 181, 182, 186
metacarpophalangeal joint (手のMP関節) ·····················180, 186
metatarsal ···217, 218
── #5 ···212
metatarsophalangeal joint (足のMP関節) ·····················217
middle phalanx ···181, 182
middle talocalcaneal joint ··212, 213
MLO (mediolateral oblique) ··95
multiplanar reconstruction (MPR) ·································89

N

nasal septum ··36, 48
nasopharynx ··53
navicular ··210, 211, 217, 218
neck of femur ···190, 191, 197
neutral ··27, 28, 29
neveau → ニボー
nipple ···94

O

obturator foramen ···123, 124, 148, 190, 191, 197, 198
occipital bone ···49
occipital protuberance ···47
odontoid process ···38, 133, 135
olecranon ···170, 171, 174, 175, 176
olecranon fossa ··166, 170, 171
OML (orbitomeatal line) ··30, 36, 37, 48, 49
orbit ··36
oropharynx ··53

P

PA (posteroanterior) ···26
palmar flexion ··28
patella ···199, 201, 203, 205, 208
patellofemoral joint ··201, 203
pectoralis major muscle ···94
pedicle ··130, 131, 133, 140, 141, 142
petrous ridge ··49
piriform sinus ··51
pisiform ··181, 183
plantar flexion ··28
posterior arch of atlas ··49, 131, 133
posterior clinoid process ··47
posterior talocalcaneal joint ···212, 213
promontry ··148
pronation ···27
proximal interphalangeal joint (PIP関節)
　── (足) ···217
　── (手) ···180
proximal phalanx
　── (足) ···217, 218
　── (手) ···177, 178, 181, 182, 186
pubis ···97
public symphysis ···123, 148, 190

R

radial deviation ··28
radial styloid process ···175, 176, 177, 178
radius ···167, 170, 171, 174, 175, 176, 177, 178, 181, 182
RAO (right anterior oblique) ···26
RBL (Reid's base line) ··31
rib ···71, 73, 90, 92, 117
　── #1 ···51, 130, 131
　── #12 ···97, 140, 141
RL (right-left, left lateral) ··26
root canal ···57
Rosenberg撮影 ··206
RPO (right posterior oblique) ··26

S

- sacral foramen ……………………………… 125, 126, 148
- sacro-iliac joint …………… 97, 119, 124, 125, 126, 140, 148
- sacrum ………………………… 97, 119, 125, 126, 140, 141, 148
- sagittal …………………………………………………… 89
- sagittal suture ………………………………………… 48
- scaphoid ………………………………………… 181, 183, 186
- scapula ……………………………… 71, 156, 160, 166, 167
- scapula Y ………………………………………………… 158, 159
- sella turcica …………………………………………… 47
- sesamoid bone
  - ——（足）……………………………………… 219
  - ——（手）……………………………………… 177, 178
- Shüller法撮影　→　シュラー法撮影
- skyline-view …………………………………………… 203
- Sliding hip screw ……………………………………… 195
- source to image-receptor distance (SID) ………… 4
- spine of scapula ……………………………………… 158, 160
- spinous process ……………… 51, 130, 133, 140, 141, 142
  - —— of axis ……………………………………… 133
- Stenvers法撮影 ………………………………………… 44
- sternal angle ……………………………………………… 90, 92
- sternal wire ……………………………………………… 117
- sternoclavicular joint ………………………………… 90, 92
- Stryker法撮影 …………………………………………… 162
- subacromial joint ……………………………………… 156
- sulcus popliteus ………………………………………… 205
- superior angle of scapula …………………………… 158
- superior articular process ……………… 140, 141, 142
- supination ………………………………………………… 27
- supraspinous fossa …………………………………… 158
- sustentaculum tali …………………………………… 212
- Swan-Ganz catheter …………………………………… 117
- swimmer法 ……………………………………………… 139

T

- talocalcaneal joint …………………………………… 211
- talonavicular joint …………………………………… 213
- talotibial joint ………………………………………… 210
- talus ……………………… 208, 210, 211, 212, 213, 217, 218
- tarsal sinus ……………………………………………… 213
- temporomandibular joint …………………………… 45
- thoracic spine #1 ……………………………………… 133
- thoracic vertebra ……………………………………… 73
- tibia ……………………… 199, 201, 205, 208, 210, 211, 213
- tibial tuberosity ……………………………………… 201, 203
- tooth crown ……………………………………………… 57
- tooth root ………………………………………………… 57
- total hip arthroplasty (THA) ……………………… 195
- Towne法撮影 …………………………………………… 49
- trachea …………………………………………………… 51, 53, 71
- transverse process …………… 51, 130, 131, 140, 142
- trapezium ……………………………………………… 181, 183, 186
- trapezoid ………………………………………………… 181, 183
- triquetrum ……………………………………………… 181, 183
- trochlea of humerus …………………………………… 171
- true A-P撮影 ………………………………… 154, 155, 156, 157

U

- ulna …………………… 167, 171, 174, 175, 176, 177, 178, 181, 182
- ulnar deviation ………………………………………… 28
- ulnar styloid process ………………… 175, 176, 177, 178
- uncinate process ……………………………………… 130, 131
- uncovertebral joint …………………………………… 130
- uvula ……………………………………………………… 53

V

- vertebral body ………………………………………… 133
- vertebral disk space ………………………………… 141
- vestibule ………………………………………………… 44
- vocal cord ……………………………………………… 51, 53
- volume rendering (VR) ……………………………… 40

W

- Waters法撮影 ………………………………………… 38, 39

X

- xiphoid process ………………………………………… 90, 91
- X線可動絞り ……………………………………………… 3, 5
- X線管球 …………………………………………………… 2
  - ——内部の概略図 ………………………………… 9
  - ——保持装置 ……………………………………… 3
- X線強度 ………………………………………………… 12
- X線撮影操作コンソール ……………………………… 7, 8
- X線実効エネルギー …………………………………… 16
- X線焦点-受像面間距離 ……………………………… 4
- X線スペクトル ………………………………………… 19
- X線の発生方法 ………………………………………… 7, 8
- X線マーカー …………………………………………… 22

Y

- Yビュー撮影 …………………………………………… 158, 159

Z

- zygomatic arch ………………………………………… 49, 50
- zygomatic bone ………………………………………… 38, 50

フルカラーCGで学ぶ
X線撮影のポジショニングとテクニック

2018年 1月10日　第1版第1刷発行
2024年10月20日　　　第8刷発行

■監　修　神島　保　かみしま　たもつ

■著　者　杉森博行　すぎもり　ひろゆき

■発行者　吉田富生

■発行所　株式会社メジカルビュー社
　　　　　〒162-0845 東京都新宿区市谷本村町2-30
　　　　　電話　03(5228)2050(代表)
　　　　　ホームページ　https://www.medicalview.co.jp

　　　　　営業部　FAX　03(5228)2059
　　　　　　　　　E-mail　eigyo@medicalview.co.jp

　　　　　編集部　FAX　03(5228)2062
　　　　　　　　　E-mail　ed@medicalview.co.jp

■印刷所　シナノ印刷株式会社

ISBN 978-4-7583-1907-2　C3047

©MEDICAL VIEW, 2018.　Printed in Japan

・本書に掲載された著作物の複写・複製・転載・翻訳・データベースへの取り込みおよび送信（送信可能化権を含む）・上映・譲渡に関する許諾権は，（株）メジカルビュー社が保有しています．

・ JCOPY 〈出版者著作権管理機構 委託出版物〉
本書の無断複製は著作権法上での例外を除き禁じられています．複製される場合は，そのつど事前に，出版者著作権管理機構（電話 03-5244-5088，FAX 03-5244-5089，e-mail：info@jcopy.or.jp）の許諾を得てください．

・本書をコピー，スキャン，デジタルデータ化するなどの複製を無許諾で行う行為は，著作権法上での限られた例外（「私的使用のための複製」など）を除き禁じられています．大学，病院，企業などにおいて，研究活動，診察を含み業務上使用する目的で上記の行為を行うことは私的使用には該当せず違法です．また私的使用のためであっても，代行業者等の第三者に依頼して上記の行為を行うことは違法となります．